U0221693

药物临床试验管理规范入门问答

主 编 沈 骏 陈 俊 谭蔚锋

ZHEJIANG UNIVERSITY PRESS
浙江大学出版社
·杭州·

图书在版编目（CIP）数据

药物临床试验管理规范入门问答 / 沈骏，陈俊，谭蔚锋主编 . — 杭州 ：浙江大学出版社，2024.6
ISBN 978-7-308-24969-0

Ⅰ . ①药… Ⅱ . ①沈… ②陈… ③谭… Ⅲ . ①临床药学－药效试验－管理规范－中国－问题解答 Ⅳ . ①R969.4-44

中国国家版本馆CIP数据核字（2024）第098409号

药物临床试验管理规范入门问答

沈　骏　陈　俊　谭蔚锋　主编

责任编辑	张　鸽（zgzup@zju.edu.cn）
责任校对	季　峥
封面设计	续设计-黄晓意
出版发行	浙江大学出版社
	（杭州市天目山路148号　邮政编码310007）
	（https://www.zjupress.com）
排　　版	杭州晨特广告有限公司
印　　刷	浙江省邮电印刷股份有限公司
开　　本	880mm×1230mm　1/32
印　　张	4.375
字　　数	100千
版 印 次	2024年6月第1版　　2024年6月第1次印刷
书　　号	ISBN 978-7-308-24969-0
定　　价	35.00元

《药物临床试验管理规范入门问答》
编 委 会

主　编: 沈　骏　　陈　俊　　谭蔚锋

编　委(按姓名拼音排序):

陈　俊　　上海交通大学医学院附属仁济医院宝山分院

陈　叶　　上海交通大学医学院附属仁济医院宝山分院

崔　喆　　上海交通大学医学院附属仁济医院

戴张晗　　上海交通大学医学院附属仁济医院

丁莉莉　　上海交通大学医学院附属仁济医院宝山分院

方亚琼　　上海交通大学医学院附属仁济医院宝山分院

冯　琦　　上海交通大学医学院附属仁济医院

顾海燕　　　同济大学附属同济医院

贺　薇　　上海交通大学医学院附属仁济医院

华　雯　　上海交通大学医学院附属仁济医院宝山分院

刘佃花　　上海交通大学医学院附属仁济医院宝山分院

陆国红　　上海交通大学医学院附属仁济医院

陆君涛　　上海交通大学医学院附属仁济医院

裴家好　　同济大学附属同济医院

乔宇琪　　上海交通大学医学院附属仁济医院

冉荣征　　同济大学附属同济医院

沈　骏　　上海交通大学医学院附属仁济医院
　　　　　上海交通大学医学院附属仁济医院宝山分院

孙　颖　　上海交通大学医学院附属仁济医院

谭蔚锋　　同济大学附属同济医院

童锦禄　　上海交通大学医学院附属仁济医院

王　华　　同济大学附属同济医院

王天蓉　　上海交通大学医学院附属仁济医院

王伟军　　同济大学附属同济医院

王新霞　　上海嘉会国际医院

王怡仪　　上海交通大学医学院附属仁济医院宝山分院

吴晓蓉　　上海交通大学医学院附属仁济医院

　　　　　上海交通大学医学院附属仁济医院宝山分院

徐宏芳　　上海交通大学医学院附属仁济医院宝山分院

徐淑华　　上海交通大学医学院附属仁济医院宝山分院

徐锡涛　　上海交通大学医学院附属仁济医院

杨木清　　同济大学附属同济医院

杨艳秋　　上海交通大学医学院附属仁济医院宝山分院

姚　英　　同济大学附属同济医院

尤天庚　　同济大学附属同济医院

张　海　　上海第一妇婴保健院

赵　亮　　上海市罗店医院

周　瑾　　上海市罗店医院

朱明明　　上海交通大学医学院附属仁济医院

朱　琦　　上海交通大学医学院附属仁济医院

　　　　　上海交通大学医学院附属仁济医院宝山分院

朱士芹　　上海交通大学医学院附属仁济医院宝山分院

序 Foreword

药物临床试验作为药物研究和开发中不可或缺的一环，担负着保障患者安全、评估药效和质量的重要使命。《药物临床试验管理规范入门问答》汇集了诸多关于药物临床试验规范的问题与解答，旨在为读者提供系统性、全面性的指导，助力更好地理解和实践药物临床研究。

该书由上海交通大学医学院附属仁济医院内科学专家沈骏主任、药学专家陈俊主任和同济大学附属同济医院外科学专家谭蔚锋主任共同主编，内容翔实、通俗易懂，对于药物临床研究的作用不言而喻。该书通过阐释药物临床试验规范原则、规范操作流程等，以期帮助医学从业者提高临床试验设计和执行水平，同时帮助临床试验人员提高自身专业素养，推动药物临床试验领域的健康发展。该书有望成为广大读者的得力工具，引领大家在药物临床研究的道路上稳步前行。

作为药政管理工作者，我非常真诚地向大家推荐《药物临床试验管理规范入门问答》。该书囊括药物临床试验实际操作过程中的诸多问题，旨在帮助读者深入了解药物临床试验的各个层面，从而提高对药物临床试验规范的理解。无论您是医学从业者、研究人员,还是仅对此领域感兴趣的普通读者,该书都将为您提供宝贵知识和启发。

愿我们共同努力,使药物临床试验更加规范、透明,造福于更多人群。

上海市卫生健康委药政处　处长

倪元峰

前言 Preface

当前医药行业发展迅速,而药物临床试验的重要性也日益凸显。药物临床试验不仅是新药研发的关键环节,更是确保药品安全、有效、质量可控的基石。

《药物临床试验管理规范入门问答》的出版旨在为广大医药工作者、研究人员以及对药物临床试验感兴趣的读者提供一本简明扼要、通俗易懂的参考指南。

本书通过151个精心挑选的问题及其解答,全面而系统地介绍了药物临床试验中的关键知识点,特别是与药物临床试验质量管理规范(Good Clinical Practice,GCP)相关的核心内容,力求以问答的形式,将复杂的概念和流程简化,使读者能够快速掌握GCP的基本原则和实际操作要点。

本书的独特之处在于它是由内科医生、药学专家和外科医生共同编写的。这种跨学科合作使得本书涵盖了广泛的专业知识和经验,从而确保了对药物临床试验主题的全面考量。本书综合多学科的力量,强调在临床实践中如何有效开展药物临床试验,以改善患者的生活质量。

另外,医药领域的知识在不断更新演进,本书所呈现的内容也仅代表一时之观点和结论。因此,我们鼓励读者在阅读本书的基础上，继续探索学习，对新知识保持开放态度。作为一本入门级图书，《药物临床试验管理规范入门问答》希望能够为初学者打开药物临床试验领域的大门，提供基础知识，启迪思维，促使其深入了解，不断探索。

  尽管我们力求准确和全面，但由于时间和水平有限，书中难免存在错误、疏漏之处，我们对任何可能存在的不足之处深表歉意，并欢迎读者指正，以便再版时更正、补遗。

沈　骏　陈　俊　谭蔚锋

目 录 Contents

1 什么是药物临床试验?

药物临床试验是指以人体(患者或健康受试者)为对象,旨在发现或验证某种药品的临床医学、药理学以及其他药效学作用、不良反应,或者试验用药品的吸收、分布、代谢和排泄,以确定药物疗效与安全性的系统性试验。

2 GCP的含义是什么?核心是什么?

GCP,英文全称为Good Clinical Practice,即《药物临床试验质量管理规范》,在我国由国家药品监督管理局(National Medical Products Administration,NMPA;简称国家药监局)和国家卫生健康委员会(简称国家卫健委)发布,是针对药物临床试验全过程管理的一部规范。它依据《中华人民共和国药品管理法》《中华人民共和国疫苗管理法》《中华人民共和国药品管理法实施条例》,以及一些国际公则制定而成。

GCP的核心:保证药物临床试验过程规范,数据和结果科学、真实、可靠,保护受试者的权益和安全。

3 ICH的含义是什么? 目的是什么?

ICH(International Conference on Harmonization of Technical Requirements for Registration of Pharmaceuticals for Human Use, 人用药物注册技术要求国际协调会议),英文

简称取前几个英文单词的缩写。它是由美国、日本和欧盟三方多个政府药品注册部门和制药工业协会于1990年4月共同发起成立的,旨在协调各国家和地区间不同的药品注册要求,建立关于药品质量、安全性和有效性等的共同国际技术标准和规范,从而促进药物研发,推动创新药品及早用于治疗患者。

4 我国是何时加入ICH的?加入ICH有什么意义?

我国国家药监局于2017年成为ICH正式成员;2018年,当选为ICH监管机构成员。

加入ICH,标志着我国政府药审制度改革和医药产业的发展获得国际社会的认可,意味着我们在制药领域要接受国际最高规则和标准,并参与其制订和实施。对于中国企业来说,国际创新药品可以在中国同步上市也意味着更大的挑战。而按照国际通行的要求进行药品研发,企业可以向多个国家或地区的监管机构申报国际注册,大大节约研发和注册成本。产品也更易在更多国家获得批准上市。对中国患者而言,ICH推动创新药物更早地用于治疗,患者可以更易享受到全球制药领域进步的成果。

5 2020版GCP修订的背景是什么?

2020 版 GCP(即新版 GCP)修订的主要原因来自国内和国外两个方面。一方面,我国药品研发快速发展,药品审评、审批制度改革后,旧版 GCP 的一些内容已经不再适用。例如:药物临床试验领域新概念的产生和新技术的应用,如基于风险的质量管理、电子数据等,尚未纳入旧版 GCP;药物临床试验参与各方的责任规定不清晰,受试者的权益和安全保障不充分,试验操作不规范等,在数据核查中引发较多的问题;等等。这些都对在法规中进一步明确和细化提出了需求。另一方面,国家药监局加入 ICH 并成为 ICH 监管机构成员后,应当遵循和实施相关指导原则,而旧版 GCP 与 ICH 的 GCP 指导原则存在较大差异,需要对旧版规范作出相应修改和增补,以适应监管的要求。

6 新版GCP和旧版GCP相比,主要修订了哪些内容?

相较于旧版 GCP,新版 GCP 的总体框架和章节内容有较大幅度的调整和增补。在总体框架结构方面,旧版 GCP 有 13 章 70 条,共 9000 余字;新版 GCP 有 9 章 83 条,共 2.4 万余字。新版 GCP 共 9 个章节,保留了旧版 GCP 的 5 个章节——总则、研究者、申办方、试验方案、附则,增加了 4 个章节——术语及定义、伦理委员会、研究者手册、必备文件管理。旧版 GCP 中 8 个删除的章节的内容按照试验环节或责任主体整合到新版GCP相应的章节中,临床试验保存文件以《药物临床试验必备文件保存指导原则》另行发布。新版GCP将《世界医学大会赫尔辛基宣言》纳入"总则"中,不再附全文。术语及其定义由旧版的19条增加至40条。

7 谁是研究者? GCP对研究者有哪些要求?

研究者,指实施临床试验并对临床试验质量及受试者权益和安全负责的试验现场的负责人。

GCP对研究者的要求如下。

(1)资质要求:研究者应在临床试验机构中有执业资格,具有开展临床试验的专业知识和经验,接受过临床试验的相关培训;熟悉申办方提供的试验方案、研究者手册以及试验药物相关资料;能够支配试验相关的人员和设备设施。如果是主要研究者(principal investigator, PI),还应具有高级职称,并参加过3个以上注册类药物临床试验。

(2)条件要求:①有足够的时间在约定的期限内实施和完成临床试验;②有能力在约定的期限内按照方案要求筛选足够数量的受试者;③有权支配试验相关的人员和设备设施;④组建研究团队,明确人员分工和职责;⑤监管所有研究人员按照试验方案执行,有质量管理措施以保证试验数据质量。

(3)具备为受试者提供合适的医疗处理的能力:①研究

医生需承担与临床试验有关的所有医学决策责任。研究者为非临床医师的(如以健康志愿者为受试者的Ⅰ期临床试验和生物等效性试验),应授权临床医师承担医学决策责任。②在临床试验或随访期间,若受试者出现与试验相关的不良事件,研究者应确保受试者得到妥善的医疗处理,并如实告知受试者。受试者有合并疾病需治疗的,研究者应关注合并用药可能会对试验结果或受试者安全产生的影响,并如实告知受试者。③在受试者同意的情况下,研究者可以将受试者参加试验的情况告知相关的临床医师。受试者在任何时候都可以无理由退出临床试验,研究医生应尊重其个人选择,保证其医疗待遇不受影响,同时也应尽量了解其退出的原因。对于非治疗性临床试验(如以健康志愿者为受试者的Ⅰ期临床试验或生物等效性试验),若受试者出现过度痛苦或不适,研究医生应让其退出试验并予以妥善处理。研究者在收到申办方提供的临床试验相关安全性信息,尤其是"可疑且非预期的严重不良反应"(suspected unexpected serious adverse reaction,SUSAR)信息后应及时签收阅读,并关注受试者的治疗是否需要调整。

(4)与伦理委员会沟通的要求:试验开始前,应向伦理委员会提供审查所需要的文件,并获得伦理委员会的书面同意。试验开始后,试验方案、知情同意书等资料的修订,试验过程中发生的方案偏离、从申办方处获知的SUSAR信息、发生的严重不良事件(除试验方案或其他文件中规定不需要立即报告的),均应立即报告给伦理委员会。此外,还需向伦理委员会提交试验年度进展报告或试验进展报告。试验结束后提交结果摘要。

(5)遵循方案的要求:严格遵循试验方案和标准操作规程(standard operation procedure,SOP)是降低临床试验风险的关键,应及时记录所有方案偏离的情况,并按伦理委员会的要求上报。

2020版GCP还规定:研究者应当遵循临床试验的随机化程序;实施知情同意;应当遵守《赫尔辛基宣言》的伦理原则;安全性报告应当符合要求。若提前终止或者暂停临床试验,除报告相关各方之外,还应当尽快通知受试者,并给予适当的治疗和随访等。

8 谁是申办方?

申办方(sponsor),指负责临床试验的发起、管理和提供临床试验经费的个体、组织或机构。

9 谁是受试者?

受试者,指参加一项临床试验并接受试验用药品者,包括患者、健康受试者。

10 知情同意的含义是什么?

知情同意,指受试者被告知可影响其作出是否参加临床试验决定的各方面情况后,确认同意自愿参加临床试验的过程。该过程应当以书面的、签署姓名和日期的知情同意书(inform consent form,ICF)作为文件证明。

11 与常规诊疗活动中的知情同意权相比,药物临床试验中的知情同意权有哪些特殊性?

(1)药物临床试验知情同意过程应最大限度地尊重受试者本人的意愿,即使本人民事行为能力不健全(无行为能力或限制行为能力),当其与监护人意见不一致时,也必须以本人意愿为准。而在常规医疗活动中,如果患者民事行为能力不健全,其本人作出的医疗决定必须得到其监护人同意或追认,以监护人的意愿为准。

(2)药物临床试验必须获得受试者本人的同意,其监护人作出的同意仅能作为受试者本人知情同意的补充,不可替代。如本人的知情同意在特殊情况下暂不可获得,事后情况允许时须及时获取。而在常规医疗活动中,则更重视家属的知情同意权,只要家属或医务人员认为"不宜"向患者说明,医务人员就可选择向患者的近亲属获取知情同意。

12 对无民事行为能力人或限制民事行为能力人实施知情同意时应注意哪些问题？

基于药物临床试验的特殊性，对无民事行为能力人或限制民事行为能力人知情同意的获取充分尊重本人的意愿，中途退出或继续试验也以本人的决定为准。此外，研究者还要在试验过程中关注受试者民事行为能力的变化与发展，对于试验周期较长的项目，研究者应考虑到受试者的发育、智力、精神状况发展等因素，关注受试者在研究期间民事行为能力的变化，及时征求其继续参加临床试验的意愿，签署相应版本的《知情同意书》。

以精神或认知障碍者为例，这部分人群对知情同意的理解以及作出理性决定的能力可能是不足的。而这种能力缺陷又不是一成不变的，随着试验的进行、药物的作用，这种能力缺陷可能会发生变化，研究者应定期对其同意能力进行评估，必要时需要再次对受试者进行知情同意。

13 谁是弱势受试者？

弱势受试者，指维护自身意愿和权利的能力不足或者丧失的受试者，其自愿参加临床试验的意愿有可能受到不正当影响，如试验的预期获益或者拒绝参加可能被报复等。弱势受试者群体包括研究者的学生和下级，申办方的员工，军人，犯人,罹患无药可救疾病的患者,处于危急状况的患者,入住福利院者,流浪者,未成年人和无能力知情同意的人等。

14 如何做到对受试者充分知情同意?

(1)主动详细告知受试者药物临床试验的具体信息,对受试者的疑问作出合理且清晰易懂的解释。

(2)提供隐秘、安静的场所,便于研究者详细讲解药物临床试验方案、回答问题,便于受试者有充分的时间了解试验详情、阅读知情同意书。

(3)为保证受试者充分知情同意,如果受试者要求将知情同意书带回去与家人商量,应给予允许。实际工作中可能会出现受试者签署日期早于研究者签署日期的情况。该过程应在研究病历中详细记录。知情同意书中研究者的签署日期通常不早于受试者,否则可能会存在受试者权益风险。

15 知情同意过程包括哪些?

知情同意过程包括完全告知、充分理解、作出决定、书面签署。

16 对于不同民事行为能力的人，知情同意书签署应注意哪些问题？

（1）有完全民事行为能力的人：18周岁以上的健康成年人，由受试者本人签署；16周岁以上以自己的劳动收入为主要生活来源的未成年人，可视为有完全民事行为能力的人，但在签署知情同意时仍然建议除获得受试者本人同意外，还需获得监护人同意。

（2）无民事行为能力的人：不满8周岁的未成年人、8周岁以上不能辨认自己行为的未成年人和成年人均为无民事行为能力的人，由受试者的监护人签署，并注明与受试者的关系。同时，还应征询受试者本人口头意见。在受试者认知发生改变，具备民事行为能力后，需要再次对本人进行知情同意。

（3）限制民事行为能力的人：8周岁以上的未成年人、不能完全辨认自己行为的成年人为限制民事行为能力的人，应与受试者的监护人以及其本人分别签署与之理解能力相符的书面知情同意书。

17 在什么情况下可以不获得受试者本人的知情同意就开展药物临床试验？

紧急情况下，在参加药物临床试验前无法获得受试者本人的知情同意时，其监护人可以代表受试者知情同意；若监护人也不在场，受试者的入选方式应当在试验方案以及其他文件中说明,并获得伦理委员会批准。同时,应当尽快得到受试者或者其监护人可以继续参加药物临床试验的知情同意。

18 知情同意书应在哪个环节签署?

知情同意书的签署应在获得伦理审查批件、召开项目启动会之后,且在筛选受试者之前。除试验方案中规定的可以接受的时间期限内的检验、检查外,药物临床试验应严格执行"先知情后筛选"的原则,与试验相关的所有检验、检查均在受试者签署知情同意书后方可进行。

19 如何获取儿童知情同意?

我国《未成年人保护法》规定儿童的年龄范围为0~18岁。当一项药物临床试验需要纳入儿童受试者时,研究者应尽可能征求其本人意见,根据儿童的年龄、认知及理解能力和试验的特点,用他们能够理解的语言和方式,选择可能影响儿童受试者参与试验的几个方面讲解,以帮助不同年龄儿童最大限度地理解试验信息。对于儿童参与的试验,知情同意书的设计通常会要求有未成年人与监护人不同的版本,未成年人版本还应根据年龄、认知能力及理解能力等设计适用于不同年龄段的版本,比如图画或者视频。对于8周岁以上的儿童,需要本人和监护人都在知情同意书上签字;对于8周岁以下的儿童,应征得儿童本人口头同意,并应当有除父母以外的一位见证人在场。

为了保障未成年受试者的生命安全,2020版GCP明确规定,在严重的或者危及生命的疾病的治疗性临床试验中,当研究者、其监护人认为未成年受试者若不参与研究,其生命会受到危害时,其监护人同意即可使患者继续参与研究,但必须在试验方案中提前写明并通过伦理委员会的审核批准。

20 知情同意书更新后,对受试者的知情同意应当怎样处理?

在试验进行过程中,申办方可能对知情同意书进行更新,推出新的版本。此时为保障受试者权益,新版本的知情同意书需经伦理委员会批准后才能实施,研究者应当将更新的内容及时告知在研的受试者,重新获取知情同意,签署新版本的知情同意书。对于已出组的受试者,如果新版知情同意书中更新的内容涉及他们的利益,应及时告知与受试者有关的内容。

21 谁是公正见证人?

公正见证人,指与临床试验无关,不受临床试验相关人员不公正影响的个人。在受试者或者其监护人无阅读能力时,应由公正见证人阅读知情同意书和其他书面资料,并见证知情同意。

22 研究者在什么情况下实施知情同意需要有公正见证人？

如果受试者或者其监护人缺乏阅读能力或者获得知识能力有限，易因"重大误解"意思而作出不真实的知情同意表示，则需要有一位公正见证人见证整个知情同意过程。如受试者或者其监护人口头同意参加试验，在有能力的情况下应当尽量签署知情同意书，公正见证人应在知情同意书上签字并注明日期，以证明研究者就知情同意书和其他文字资料对受试者或监护人进行了准确解释，受试者理解了相关内容并同意参加临床试验。

23 科室里的医护人员可以作为公正见证人吗？

不可以。为避免受试者或其监护人受到不公正影响，公正见证人应是与临床试验无关的人员。申办方或者合同研究组织公司（Contract Research Organization，也称委托研究机构）的人员以及临床医生或护士都不能担任公正见证人。

24 临床试验合同中承诺书的法律效力如何约定？

（1）如果申办方为国内公司或者跨国公司在中国的分公司，可由其出具承诺书，并由法人或代理人签字，并加盖公司公章（也可签署三方合同）。

（2）如果申办方为在中国有分支机构的国外公司，国外公司的承诺书需由中国分支机构担保。

（3）如果申办方为在中国没有任何分支机构的国外公司，其出具的承诺书需经过该当事人所在国的公证机关证明真实性，并经过我国驻该国领事馆认定该公证证明的合法性。该承诺书、公证及认证资料需由合同研究组织公司盖章，并由合同研究组织公司负责其真实性和法律效力。

25 什么是不良事件？

不良事件（adverse event，AE）是指受试者接受试验用药品后出现的所有不良医学事件，可以表现为症状、体征、疾病或者实验室检查结果异常，但不一定与试验用药品有因果关系。

《药物临床试验 安全评价·广东共识（2020版）》提到不良事件定义的3个关键点。

（1）不良事件是不良的医学事件，即需要判定为"不良"，且是"医学事件"。

（2）不良事件发生在试验用药品给药后，临床试验中应关注广泛的安全性信息，通常需要在签署知情同意书后即开始收集不良事件。

（3）不良事件不一定与试验用药品有关，即不良事件与药物不良反应（adverse drug reaction，ADR）在概念上不同。

因此,不良事件可以是原有症状、体征、实验室检查结果异常加重或新诊断的疾病、临床上有意义的实验室异常值等。

26 什么是严重不良事件?

严重不良事件(serious adverse event,SAE)是指受试者接受试验用药品后出现永久或者严重的残疾或者功能丧失,危及生命甚至死亡,受试者需要住院治疗或者延长住院时间,以及先天性异常或者出生缺陷等不良医学事件。

当不良事件导致上述结果的一个或多个时,判断为严重不良事件。一些重要的医学事件可能不会立即出现上述情形,但如需要采取医学措施来预防其发生,通常也被认为是严重不良事件。

27 当出现严重不良事件时,应该由谁承担主要赔偿/补偿责任?

申办方应当承担受试者与临床试验相关的损害或者死亡的诊疗费用,以及相应的补偿。申办方应当向研究者和临床试验机构提供与临床试验相关的法律、经济的保险或证明,并与临床试验的风险性质和风险程度相适应,但不包括研究者和临床试验机构自身过失所致的损害。

28 什么叫独立的数据监察委员会？

由申办方设立的独立的数据监察委员会（Data Monitoring Committee，DMC），定期评估临床试验的进展、安全性数据和重要的有效性终点，并向申办方建议试验是否可以继续、调整或停止。

29 什么情况下需要考虑聘用数据监察委员会？

《药物临床试验的生物统计学指导原则》指出，大多数临床试验不要求或无须成立数据监察委员会。可以考虑聘用数据监察委员会的情况包括（但不限于）下列一种或多种：①对安全性或者有效性的累计数据进行期中分析，以决定是否提前终止试验；②存在特殊安全问题的试验，如治疗方式有明显侵害性；③试验药物可能存在严重毒性；④纳入潜在的弱势人群进行研究，如儿童、孕妇、高龄者或其他特殊人群（疾病中末期患者或者智障的患者）；⑤受试者死亡风险或者其他严重结局风险的研究；⑥大规模、长期、多中心临床研究。

30 什么是可疑且非预期严重不良反应？

可疑且非预期严重不良反应指临床表现的性质和严重程度超出了试验药物研究者手册、已上市药品的说明书或者产品特性摘要等已有资料信息的可疑并且非预期的严重不良反应。

可疑且非预期严重不良反应是同时满足相关、严重和非预期的不良事件。对于试验药物而言,其中的非预期是指事件并未在说明书、研究者手册或者产品特性摘要上列出,或其性质、严重程度超出了试验药物研究者手册描述的情况。

31 哪些情况的住院可以不作为严重不良事件记录和上报?

《药物临床试验 安全评价·广东共识(2020版)》指出,以下情况的住院可以不作为严重不良事件上报记录:因对现存疾病进行诊断或择期手术治疗而住院或延长住院;因研究需要作疗效评价而住院或延长住院;因研究的目标疾病的规定疗程而住院或延长住院;因医保报销而住院;方案规定的计划住院;研究前计划的住院或非不良事件导致的择期手术;全面体格检查而导致的入院。

32 什么是药物不良反应?

药物不良反应指临床试验中发生的与试验用药品可能有关的任何对人体有害或者非期望的反应。试验用药品与不良事件之间的因果关系至少有一个合理的可能性,即不能排除相关性。

33 如何确定不良事件结束时间？

不良事件的结束时间：受试者病情痊愈时，未痊愈但即使病情稳定也不能恢复到更好的状态时，不良事件得到合理解释时，受试者失访时。时间要尽量准确到年月日，如果信息不完整，也应具体到年月。如果判断不良事件是死亡的直接或主要原因，则受试者的死亡时间即为不良事件的结束时间。如果判断不良事件不是死亡的直接原因，在受试者死亡时也未收集到不良事件的结束时间，则该不良事件的结束时间应空缺，状态为"持续"。

34 不良事件的记录与描述应包括哪些内容？

不管试验中出现的不良事件与试验用药品是否有因果关系，研究者均应当将过程详细记录在原始记录中，并转录至病例报告表上。记录和描述不良事件的过程至少应包括以下信息：不良事件的名称、开始时间、结束时间、事件结果、严重性、相关性、针对不良事件采取的治疗措施，因不良事件对试验用药品采取的措施。

35 记录和描述严重不良事件应遵循哪些原则？

（1）完整性：原始病历记录的内容应包括但不限于试验的基本信息、受试者的基本状况、事件的严重程度、起始时间、所采取的治疗、对试验用药品进行的调整、相关性判断及依据、合并用药等。

（2）一致性：在严重不良事件报告和随访报告中，鉴于受试者隐私保护，应填写受试者鉴认代码，不得出现受试者身份识别信息，如姓名、身份证号等，其余内容应与原始病历记录相符。

（3）易读性：对于医学术语等应尽量避免使用缩写，减少歧义。

36 由谁对不良事件/严重不良事件与试验用药品的因果关系进行判断？

不良事件/严重不良事件与试验药物的因果关系的判断应该由经主要研究者（principle investigator，PI）授权的临床医生进行。研究医生除判断与试验用药品的相关性之外，还需要尽可能说明判断的依据。

37 不良反应事件因果关系判断遵循的原则是什么？

不良反应事件分析主要遵循以下五条原则。

（1）用药与不良反应事件的出现有无合理的时间关系？

（2）反应是否符合该药已知的不良反应类型？

（3）停药或减量后，不良反应是否消失或减轻？

（4）再次使用可疑药品是否再次出现同样反应事件？

（5）不良反应事件是否可用受试者的合并用药、病情进展、其他合并疗法或曾用治疗的影响来解释？

38 不良反应事件因果关系判断的标准是什么？

根据《不良事件关键性评价标准》，不良事件关联性评价分为六级，包括肯定、很可能、可能、可能无关、待评价、无法评价。

（1）肯定：用药及反应发生时间顺序合理；停药以后反应停止，或迅速减轻或好转（有时因机体免疫状态，可在停药数天以后出现药物不良反应）；出现再次使用，反应再现，并可能明显加重（即再激发试验阳性）的情况；同时，有文献资料佐证；并已排除原疾病等其他因素影响。

（2）很可能：无重复用药史，余同上述"（1）肯定"，或虽然有合并用药，但基本可排除合并用药导致反应发生的可能性。

（3）可能：用药与反应发生时间关系密切，同时有文献资料佐证；但引发药物不良反应的药品不止一种，或原患疾病病情进展因素不能除外。

（4）可能无关：药物不良反应与用药时间相关性不密切，反应表现与已知该药不良反应不相吻合，原患疾病发展同样可能有类似的临床表现。

（5）待评价：报表内容填写不齐全，等待补充后再评价，或因果难以定论，缺乏文献资料佐证。

（6）无法评价：报表缺项太多，因果关系难以定论，资料又无法补充。

39 我国GCP中严重不良事件上报的主体是谁？

我国严重不良事件上报的主体是研究者和申办方。

（1）除试验方案或者其他文件（如研究者手册）中规定的无须立即报告的严重不良事件外，研究者应立即向申办方书面报告所有严重不良事件，随后及时提供详尽、书面的随访报告。

（2）申办方收到任何来源的安全性信息后，应立即进行分析评估，包括严重性、与试验药物的相关性，以及是否为预期事件等。申办方应迅速向所有参加临床试验的研究者及临床试验机构、伦理委员会报告可疑且非预期严重不良反应；同时，申办方还应向药品监督管理部门和卫生健康主管部门报告。

40 SUSAR如何上报？

（1）申办方负责向所有的试验机构和伦理委员会报送SUSAR。根据《药物临床试验期间安全性数据快速报告标准和程序》要求，对于致死或危及生命的非预期严重不良反应,申办方在首次获知后应尽快报告,不得超过7天,并在随后8天内报告、完善随访信息。注:申办方首次获知当天为第0天;对于非致死或危及生命的非预期严重不良反应,申办方在首次获知后应尽快报告,不得超过15天。

(2)如果试验机构和伦理委员会可直接接收申办方的SUSAR报告,则申办方在规定时限内将一份SUSAR报告递送试验机构、伦理委员会;另外一份经研究者阅读签收后,再次报告试验机构和伦理委员会。

(3)如果试验机构和伦理委员会只接收经研究者审阅后的SUSAR报告,则申办方的SUSAR递送和研究者审阅签收至报送机构、伦理委员会的时限需满足法规要求的时限方可。

(4)在评估事件的严重性和相关性时,如果申办方与研究者意见不一致,特别是对研究者的判断降级(如研究者判断为相关的事情,而申办方判断为不相关),则必须写明理由。在相关性判断中双方未能达成一致时,任一方的判断都不能排除与试验相关的,必须及时报告。

(5)申办方应向所有参加临床试验的研究者及临床试验机构、伦理委员会报告SUSAR;同时,还应向药品监督管理部门和卫生健康主管部门报告。

41 如何判断实验室异常值是否有临床意义?

检测值的结果只是临床有效性与安全性检查的一个方

面,研究者在临床判定过程中应结合其他化验、检测结果综合考虑。

(1)可能是仪器等外界因素引起的。

(2)考虑所用药物是否有文献报道、疾病关联等。

(3)检测值一过性轻微升高,找不出相关的证据来支持,认为异常无意义。

(4)如果指标在复查确认后仍然异常明显,一般认为有意义。

(5)对于健康受试者参与的Ⅰ期临床试验,因没有其他合并用药,用药后几乎所有的异常值均应认为有临床意义,须复查确认。

(6)入组前在参考值范围内或异常但无意义的检测值,在试验过程中出现异常升高,且不能给予合理解释,或复查仍升高的,均应判定有临床意义。

42 对于实验室检查或医学检测报告的异常值,研究者如何标注?

对此研究者可在审阅检验单或报告时直接标注体现,例如:有临床意义用CS(clinical significance)表示,无临床意义用NCS(non-clinical significance)表示;也可在医疗记录中逐一说明。

43 是否所有的不良事件病例都应该先揭盲再采取救治措施？

通常只有在发生不良事件需要知道盲底时才揭盲，随后立即采取抢救措施，一旦揭盲，该受试者即为脱落病例。对于一般的不良事件，在盲底未知的情况下并不影响受试者的救治，则无须揭盲，待受试者转归后可继续试验。不良事件转归且未揭盲的受试者可不退出试验，通常由研究者评估决定受试者是否退出。

44 药物临床试验质量管理应遵循哪些原则？

（1）保护受试者的权益和安全是临床试验的基本前提。

（2）临床试验数据的真实性、可靠性与合规性是临床试验质量的核心要素。

（3）严格遵守《药品管理法》《药品注册管理办法》《药物临床试验质量管理规范》等有关法律法规和要求。

（4）严格执行试验方案和相关制度/标准操作规程。

（5）质量是作出来的而不是查出来的，从源头抓起，鼓励第一次就做对。

（6）质量管理体系的构建应符合临床试验特点、行之有效、切实可操作。

（7）打造质量文化，试验各方均应恪守各自的职责，对所承担的工作质量负责。

45 **药物临床试验的质量管理由哪些参与方共同完成？**

从试验方案设计到试验项目结束整个过程的质量管理由申办方/合同研究组织、专业组/研究者、药物临床试验机构/机构办公室、伦理委员会、药品监管部门、受试者等共同实现。

46 **药物临床试验质量管理体系的建立包括哪些内容？**

（1）明确组织管理架构：医疗机构应设立专门承担药物临床试验组织管理工作的部门，并配备足够的人员，负责临床试验的立项审查、合同签订、质量控制、试验用药品管理、试验档案管理等工作，定期对机构的质控体系进行评估和改进。

（2）提供基础设施：机构应提供符合法规要求、确保试验项目运营管理的合适空间及设备设施，如专用的办公室、资料档案室、GCP药房，及具备权限管理和保留修改痕迹等功能的电子病历系统等。

（3）制定管理文件：对于临床试验机构来说，管理文件主要包括机构管理制度、标准操作规程和设计规范。制订可操作性的制度及有专业特色的标准操作规程，并定期修订，保证管理文件的内容能满足法律法规更新的要求，且与本机构实际情况相符。

（4）加强人员培训：培训是保证临床试验质量、降低错误风险的重要措施之一，也是临床试验机构日常工作和考核内容之一，培训的内容包括政策法规、指南、指导原则、管理制度及标准操作规程等。

（5）组织质控检查：质量控制主要包括机构质量管理、专业组质量管理、项目组质量管理、申办方的监察和稽查、监管部门检查以及伦理审查等。机构质控办可在项目早期和中后期开展质量检查，对试验项目按入组例数进行抽查，发现问题再扩大检查；对风险高的项目应加强检查，可采用PDCA（plan，do，check，act）管理模式管理临床试验中全流程的质量问题。

（6）体系评估：各部门提出质量管理体系存在的问题和原因、解决方案及纠正落实情况，并持续改进。

47 对临床试验质量管理中发现的问题怎样处理？

对检查中发现的问题宜进行分级管理，若发现严重问题（比如受试者权益受到严重损害，数据造假或存在真实性问题，瞒报与临床试验用产品相关的严重不良事件，对以前发现的多个重要问题未采取适当措施等），临床试验机构可向主要研究者和申办方发出警告信，要求其出具详细说明并限期整改，整改后重新安排检查；同时报告伦理委员会，必要时暂停或终止临床试验。

48 药物临床试验专业组质量管理体系的建立包括哪些内容？

（1）专业组负责人应建立一支具有GCP和临床试验技能经验的临床试验团队，设立专业组质控员，由熟悉药物临床试验的医生负责本专业组的质量管理。

（2）专业组质控员对机构办、申办方、监管部门的检查中发现的问题进行分析，提出改进措施，并将情况报告给专业组负责人。

（3）专业组内应建立良好的沟通反馈机制，确保改正措施的落实。

（4）专业组负责人定期对质量控制体系进行评估，优化流程，持续改进。

49 质量控制检查通常分为哪几类？

根据侧重点、频率的不同，质量控制检查可以分为常规质控和非预期质控（即触发式质控）；根据临床实施阶段不同，可分为启动质控、中期质控和归档质控。

50 什么是质量控制？

质量控制（quality control，QC）是指在临床试验质量保证系统中，为确证临床试验所有相关活动是符合质量要求而实施的技术和活动。

51 什么是质量保证？

质量保证（quality assurance, QA）是指在临床试验中建立的有计划的系统性措施，以保证临床试验的实施及数据的生成、记录和报告均遵守试验方案及相关法律法规。

52 质量保证和质量控制有什么区别？

质量保证和质量控制的关注点不同。质量保证关注的是整体质量管理体系，对质量管理体系进行评估和分析，预防类似的问题和风险再发生；质量控制是在质量管理体系内所采取的具体操作和活动，以查证与临床试验相关的活动都符合质量管理要求，其关注的是具体方案实施和数据力求发现具体的问题。

53 是否可以由研究者本人或让受试者在临床试验记录中进行日期回签？

临床试验记录日期回签会涉及数据真实性的原则性问题，有可能会涉嫌数据篡改和造假。

2020版GCP中明确规定，研究者在临床试验期间应确保临床试验数据的真实、完整和准确。一旦发现造假，相关人员需要承担法律责任。2017年，《最高人民法院、最高人民检察院关于办理药品、医疗器械注册申请材料造假刑事案件适用法律若干问题的解释》也规定,药物非临床研究机构、药物临床试验机构、合同研究组织的工作人员,故意提供虚假的药物非临床研究报告、药物临床试验报告及相关材料的,应当认定为《中华人民共和国刑法》(简称《刑法》)第二百二十九条规定的"故意提供虚假证明文件"。

54 哪些提供虚假证明文件的情况会受到处罚?

具有下列情形之一的,应当认定为《刑法》第二百二十九条规定的"情节严重",以提供虚假证明文件罪,处五年以下有期徒刑或者拘役,并处罚金。

(1)在药物非临床研究或者药物临床试验过程中故意使用虚假试验用药品的;

(2)瞒报与药物临床试验用药品相关的严重不良事件的;

(3)故意损毁原始药物非临床研究数据或者药物临床试验数据的;

(4)编造受试动物信息、受试者信息、主要试验过程记录、研究数据、检测数据等药物非临床研究数据或者药物临床试验数据,影响药品安全性、有效性评价结果的;

(5)曾因在申请药品、医疗器械注册过程中提供虚假证明材料受过刑事处罚或者两年内受过行政处罚,又提供虚假证明材料的;

(6)其他情节严重的情形。

55 受试者对合并用药记录中的一些用药解释为替他人代开而本人并未服用,这种情况该如何处理?

如果有明确的证据证明代他人开药,本人并未服用,研究者应收集好相关证据并妥善保存在原始资料中。如果没有充足的证据链能够证明受试者替他人开药,研究者应及时上报方案违背。此外,研究者应加强对受试者的教育和培训,做好受试者管理,以防类似事件再次发生。

56 在受试者中心转移过程中需要关注哪些问题?

受试者因各种原因,需要从一家中心转移到另外一家中心参加试验,首先,要征得受试者本人的同意;其次,需要得到两家中心主要研究者的同意;最后,需要经两家中心伦理委员会同意。受试者需要在新的中心重新签署一份知情同意书。如果是国际多中心试验,受试者的转移涉及国内外中心,新签署的知情同意书要考虑受试者的母语,采用伦理委员会同意的合适版本。原中心的原始资料不能转移,可由原中心研究者写一份关于受试者病史、合并用药、不良事件等相关情况的介绍。电子病例报告表的数据需要在原中心数据清理完成锁定之后再转移到新中心。

57 什么是原始数据核查?

原始数据核查(source data verification,SDV)的首要目的是核对原始数据与病例报告表(case report form,CRF)完整一致,其中主要包括:①核查研究中心是否准确、完整地得到病例报告表上的数据;②跟踪电子数据捕获(electronic data capture,EDC)系统上的数据,如研究项目涉及实验室检验。临床监察员(clinical research associate,CRA)至少需要核对检验报告日期、跟踪实验室检查结果。

58 什么是原始数据审阅?

原始数据审阅(source data review,SDR)是验证数据产生与收集,重现原始临床试验的过程。原始数据核查应与原始数据审阅互为补充。原始数据审阅要包括以下几个方面。

(1)审阅研究中心的流程,确保流程按照方案及GCP的要求进行。

(2)查验研究中心收集数据的过程,确认原始数据具有原始性、同时性、精确性、可读性及完整性。

(3)查看受试者的原始资料,掌握受试者的总体状况。

(4)逻辑性核查,考虑受试者数据是否符合逻辑、受试者的情况是否符合实际、有无相互矛盾的现象。

(5)一致性核查,审阅受试者各种数据是否连贯并符合医学逻辑,有无前后矛盾的情况,尤其是主要疗效指标、不良事件。

59 什么是中心化监察？

中心化监察是相对于现场监察而言的,是临床监察员在办公室利用相关信息工具进行的监察工作。中心化监察是及时对正在实施的临床试验进行的远程评估,以及汇总不同的临床试验机构采集的数据进行远程评估。中心化监察通过应用统计分析确定数据的趋势,包括不同的临床试验机构内部和临床试验机构之间的数据范围及一致性,并能分析数据的特点和质量,有助于选择监察现场和监察程序。

60 什么是现场监察？

现场监察是在临床试验现场进行监察,通常应当在临床试验开始前、实施中和结束后进行。

61 中心化监察和现场监察的关系是什么？

中心化监察和现场监察应当基于临床试验的风险结合进行。在某些方面,远程中心化监察不能替代现场监察的作用。中心化监察的过程有助于提高临床试验的监察效果,是对现场监察的补充。

62 什么是监察？

监察是指监督临床试验的进展,并保证临床试验按照试验方案、标准操作规程和相关法律法规要求实施、记录和报告的行动。

63 什么是稽查？

稽查是指对试验相关活动及文件进行系统的、独立的检查,以评估确定试验相关活动的实施、试验数据的记录、分析和报告是否符合试验方案、标准操作规程和相关法律法规的要求。

64 什么是检查？

检查是指药品监督管理部门对临床试验的有关文件、设施、记录和其他方面进行审核检查的行为。检查可以在试验现场、申办方或者合同研究组织所在地,以及药品监督管理部门认为必要的其他场所进行。

65 监察和稽查有什么区别？

监察员是申办方与研究者之间的主要联系人,由申办方任命,可以是申办方的雇员,也可以由合同研究组织委派。

稽查员由独立于临床试验之外、不涉及该项目临床试验的人员担任,也不能由该项目的监察员兼任。

作为把控临床试验质控体系的主要方法,监察是临床试验质量的第一道保障,实时监察研究者是否按照试验方案进行,核对试验数是否与源文件一致;稽查是临床试验的第二道保障,分类型对临床试验进行全方位稽查,分析归纳发现的问题,识别出临床试验系统性问题。稽查的独立性和系统性是监察和稽查最主要的区别。

66 临床监察员是谁?

临床监察员(clinical research associate,CRA)由申办方任命并对申办方负责,可以是由申办方指派的内部人员,也可以来自合同研究组织。临床监察员主要负责临床试验项目的监察及实施计划的制订,是申办方与研究者之间的主要联系人。其需要具有医学、药学或相关专业背景并接受过GCP的培训,熟悉相关法律法规,熟悉试验用药品临床前及临床相关信息,熟悉临床试验方案及相关文件。

67 临床监察员的职责有哪些?

临床监察员应当遵循标准操作规程,督促临床试验进行。其职责如下。

（1）熟悉试验方案、研究者手册、知情同意书等试验用药品相关的信息。

（2）试验前确认机构具备完成试验的各项条件，研究者具备足够的资质和充足的资源。

（3）确认试验用药品的有效期、库存；对试验用药品的接收、分发、使用、回收、退回过程均有适当管控和记录。

（4）核实研究者在试验过程中对试验方案的执行情况；确认所有知情同意书的签署都符合要求，研究人员履行的职责都经过授权，临床试验的入组进展、所有数据都能够溯源并记录清晰、完整，所有的不良事件按照规定的时限上报，必备文件按照要求保存，对各种偏离都进行适当处理。

68　谁是稽查员？稽查员的职责有哪些？

稽查员（auditor）应为由申办方指定的、有资格且独立于申办方药物临床试验管理团队的人员，以确保其所做的评估客观真实。稽查过程很大程度上是在重复监察员的工作，目的是最大限度地减少试验中产生的错误，确保试验结果的可信性。

69　如何降低设施设备对试验的影响？

新版GCP明确要求申办方基于风险进行质量管理。应当识别影响临床试验关键环节和数据的风险。其中,设施设备属于系统层面风险,可通过采取以下措施来降低该风险。

(1)专业组应配备齐全的急救设备,保证在受试者出现心搏骤停或者其他严重情况时能够及时予以抢救。

(2)所有试验的仪器设备均需有相应的合格证书或者定期校验证明,保证仪器设备处于正常运行状态。

(3)建立完善的仪器设备管理制度,每台设备均有相应的标准操作规程。

70 研究者在进行授权分工时需要注意哪些问题?

(1)授权给合格的人员:被授权人应具备与研究任务相匹配的资格证书和在本机构的执业资格;具备与被授权研究任务相匹配的教育背景和行业经验;具备充分的GCP知识和方案内容的培训。

(2)明确授权时间:授权表上必须明确授权开始和结束的时间。先开展培训再进行授权,才能着手所授权的研究任务。授权结束后,不再执行曾经被授权的研究任务。

(3)履行授权的职责:被授权人以被授权的角色参与临床试验对应的环节;只做被授权的任务,不做超出授权职责的工作。

(4)规范授权表的填写:机构需要保存一份由研究者签署的职责分工授权表。授权表上需清晰地体现研究所需要的角色、每个授权角色所对应的职责、授权开始和结束时间，新成员的信息也要在授权表上更新。

71 科室的研究者能否对在本科室开展的临床试验项目的受试者进行心电图检查并出具报告？

不可以。大多数情况下，医院心电图室的医技人员才具有对心电图图谱结果进行判断并出具心电图报告的资质。心电图报告可以作为诊断依据辅助临床医学判断。科室的研究者通常不具有这种资质。

72 什么是伦理委员会？

伦理委员会（Ethics Committee，EC）是指由医学、药学及其他背景人员组成的委员会。其职责是通过独立的审查、同意、跟踪审查试验方案及相关文件，获得和记录受试者知情同意所用的方法和材料等，确保受试者的权益和安全受到保护。

73 伦理委员会是如何组成的？

伦理委员会的委员应当从生物医学领域和伦理学、法学、社会学等领域的专家和非本机构的社会人士中遴选产生，人数不得少于7人。应当有不同性别的委员。少数民族地区应当考虑有少数民族委员。必要时,伦理委员会可以聘请独立顾问。独立顾问对所审查项目的特定问题提供咨询意见,但不参与表决。

74 伦理委员会的职责有哪些?

伦理委员会的职责是保护受试者的权益与安全,应当特别关注弱势受试者。

(1)完善组织管理和制度建设,满足伦理审查的需要,履行保护受试者权益和安全的职责。

(2)对提交的临床试验项目进行独立、公正、公平和及时的伦理审查。

(3)有权同意/不同意某项临床试验,或者暂停/终止已同意的临床试验,或者对已经同意的临床试验进行年度/定期跟踪、修正案审查、严重不良事件审查、违背/偏离方案开展跟踪审查。

(4)受理并妥善处理受试者的相关诉求。

(5)向药品监管部门报告年度伦理审查工作情况。

75 伦理审查的类别有哪些? 伦理审查的方式有哪些?

伦理审查的类别分为:①初始审查;②跟踪审查(修正案审查申请、年度/定期跟踪审查报告、安全性信息报告、违背方案报告、暂停/终止研究报告、结题报告);③复审。

伦理审查的方式分为会议审查、简易审查、紧急会议审查。

76 伦理委员会对哪些情况可以进行简易审查？

(1)研究风险不大于最小风险的研究。

(2)已批准的研究方案做较小修改且不影响研究风险受益比的研究。

(3)已批准研究的跟踪审查。

(4)多中心研究中,参与单位的伦理委员会对牵头单位出具伦理审查意见的确认等。

77 伦理委员会需要对哪些情况进行跟踪审查？

(1)对临床试验修正案进行跟踪审查。

(2)初始审查时,应根据试验的风险程度决定年度/定期跟踪审查的频率,时间间隔不超过12个月。

(3)对申办方和(或)研究者报告的SUSAR进行审查。

(4)对不依从/违背方案、提前终止试验和临床试验结题报告进行审查等。

78 伦理委员会在做审查决定时,应符合哪些条件？

(1)申请文件齐全。

（2）到会委员人数符合法定人数的规定：到会委员人数最少应超过半数，且不少于5人，包括各类别的委员，且由不同性别组成。

（3）遵循审查程序，对审查要点进行全面审查和充分讨论。

（4）讨论和投票时，申请人和存在利益冲突的委员应离场。

（5）未参加审查会议的委员不得由其他委员代替投票。

79 伦理委员会的审查要点及审查意见包括哪些?

伦理审查的要点是临床试验的科学性和伦理性，包括：①试验方案设计与实施；②试验风险与受益；③受试者招募；④知情同意过程；⑤知情同意书告知信息；⑥受试者医疗和保护；⑦隐私和保密；⑧涉及弱势群体试验；⑨涉及特殊疾病人群、特定地区人群/族群试验。

伦理委员会的审查意见一般有下列5种情形：①同意；②必要的修改后同意；③做必要的修改后重审；④不同意；⑤终止或者暂停已同意的研究。

80 什么情况下可以使用安慰剂对照研究?

安慰剂对照研究要遵循有利无伤的原则。符合以下条件的才可以使用安慰剂对照研究：

（1）没有公认的有效的药物可用。

（2）不采用公认有效的干预不至于使病情恶化或者错过治疗时机。

（3）如果采用公认有效的干预作为对照，将会产生科学上不可靠的结果，而使用安慰剂不会增加任何严重或不可逆损害的风险。

通常，适合用安慰剂对照研究的包括精神因素影响较大的疾病、以疼痛为主要症状的疾病、精神疾病、神经系统疾病、免疫系统疾病等；而对于不能自愈的疾病，原则上不能进行安慰剂对照研究，只能进行阳性药物对照研究。

81 在临床试验项目中，如果方案涉及额外的药代动力学采血检测，知情同意需要注意哪些问题？

对于额外进行的药代动力学（pharmacokinetics，PK）采血检测，需要设计单独的知情同意书，并对受试者进行额外的知情同意，以及额外的营养交通补贴。在获得受试者知情同意后才可以进行药代动力学采血。

82 什么是人类遗传资源？

人类遗传资源包括人类遗传资源材料和人类遗传资源信息。人类遗传资源材料是指含有人体基因组、基因等遗传物质的器官、组织、细胞等遗传材料。人类遗传资源信息是指利用人类遗传资源材料产生的数据等信息资料。

83 有外资机构参与和利用我国人类遗传资源开展的临床试验在人类遗传资源管理上有什么要求？

(1)外方机构利用中国人类遗传资源进行临床试验,必须以与中方合作的形式进行。

(2)若各合作方之间(申办方、合同研究组织公司、临床试验机构、第三方实验室)有外资背景,则需申报国际合作。

(3)如果遗传资源类型属于我国重要遗传家系、特定地区人类遗传资源和国务院科学技术行政部门规定种类(可参考罕见病目录)、数量(超过500人)的人类遗传资源,需在国际合作科学研究审批或临床试验备案的基础上申报采集审批。

(4)若有人类遗传资源材料出境(实体样本),则需申报国际合作科学研究审批和材料出境审批。

(5)若涉及人类遗传资源信息对外提供或公开发表(如使用外资电子数据捕获、内资电子数据捕获服务器在国外、数据提供至国外机构或个人等),需申报人类遗传资源信息对外提供或开放使用备案。

84 若临床试验各方无外资机构参与,在人类遗传资源管理上要注意什么?

若临床试验参与各方不涉及外资机构,一般只需要通过伦理审查,而无须向遗传办备案或审批。但如果遗传资源类型属于我国重要遗传家系、特定地区人类遗传资源和国务院科学技术行政部门规定种类(可参考罕见病目录)、数量(超过500人)的人类遗传资源,则需先申报采集审批。

85 如何判断一项临床试验是否属于国际合作范畴?

临床试验所涉及的申办方、临床研究机构、合同研究组织公司以及第三方实验室是否有一方为外方单位,如果有,按国际合作科学研究审批或者国际合作临床试验备案进行申报。

86 某肝癌项目的受试者因黄疸住院,经治疗后病情得到缓解,准备出院。在出院前一天,受试者突然发热、呼吸道感染。医生建议延长住院时间,待感染控制后再出院。该受试者的严重不良事件如何上报?

研究者在获知受试者住院的24小时内上报黄疸严重不良事件首次报告。呼吸道感染导致的住院时间延长应单独进行严重不良事件上报。在获知受试者出院后,上报黄疸和呼吸道感染的严重不良事件总结报告。

87 什么是生物等效性试验?

生物等效性(bio-equivalency,BE)试验是比较一种药物在相同或者不同剂型形式下,其活性成分吸收程度和速度的差异无统计学意义的临床试验。

88 化学药物仿制药生物等效性试验中样本采集时间设定需要注意哪些问题?

《以药动学参数为终点评价指标的化学药物仿制药生物等效性试验技术指导原则》指出,应恰当地设定样本采集时间,使其包含吸收、分布、消除相。一般建议每位受试者每个试验周期采集12~18个样本,其中包括给药前的样本。采样时间不短于3个末端消除半衰期。根据药物和制剂特性确定样本采集的具体时间,要求应能准确估计药物峰浓度(C_{max})和消除速率常数(K_e)。末端消除相应至少采集3~4个样本,以确保准确估算末端消除相斜率。除可用AUC_{0-72}来代替AUC_{0-t}或$AUC_{0-\infty}$的长半衰期药物外,AUC_{0-t}至少应覆盖$AUC_{0-\infty}$的80%。

89 生物等效性试验的受试者都选用健康人吗？

筛选排除标准应主要出于试验安全性方面的考虑。当选用健康受试者可能有安全性方面的风险时，建议选用试验药物拟适用的患者人群，并在试验期间保证患者病情稳定。生物等效性试验一般采用健康受试者，但抗肿瘤仿制药应基于伦理和试验的可操作性加以综合考虑，必要时需采用患者进行生物等效性试验。

90 生物等效性试验设计有哪些？

生物等效性试验设计主要有以下三种。

（1）两制剂、单次给药、交叉试验设计：适用于一般药物。

（2）两制剂、单次给药、平行试验设计：适用于半衰期较长的药物。

（3）重复试验设计：适用于部分高变异药物（个体内变异系数≥30%）。

91 什么是仿制药一致性评价？

仿制药一致性评价是指对已批准上市的仿制药，依据与原研药质量和疗效一致的原则，分期分批进行的一致性评价，旨在使仿制药的质量和疗效达到与原研药一致的水平。

92 判断仿制药治疗等效的标准是什么？

与原研药药学等效的制剂不一定生物等效,生物等效不一定治疗等效,但与原研药"药学等效且生物等效"的仿制药,视同治疗等效。这是判断仿制药治疗等效的"金标准",也是国际惯例。

93 什么是临床试验方案？

临床试验方案(protocol)指说明临床试验目的、设计、方法学、统计学考虑和组织实施的文件。此外,临床试验方案通常还应当包括临床试验的背景和理论基础,该部分内容也可以在其他参考文件中提供。试验方案包括方案及其修正案。

94 临床试验方案可以变更吗？ 变更需要注意哪些问题？

试验过程中应尽量避免方案变更,但在某些情况下,出于试验设计科学性、数据可靠性、受试者保护、入组速度或不良反应发生率等情况的考虑,需要对临床试验方案进行修正。2020版GCP规定,试验中有需要的,可以按照相关规定对试验方案作出修正。临床试验方案变更时需注意:

(1)未经申办方和伦理委员会同意,研究者不得擅自修改试验方案,除非是更换监察员、电话号码等仅涉及临床试验管理方面的改动。

(2)临床试验方案更改的内容必须得到所有试验参与方的同意。

(3)修改过的试验方案应由研究者和申办方共同签署备案。

(4)只有在获得伦理委员会书面批准后,研究者方可按照更改的内容实施临床试验,其开始执行的日期应当记录在试验文档中。

(5)所有的研究相关人员均应被告知更改内容并接受相应的培训后才能执行新的试验方案。

95 什么是方案偏离?什么是方案违背?

所有不依从方案的行为被统称为方案偏离(protocol deviation,PD)。广义上,任何有意或无意不遵循或改变临床试验方案的设计或流程,且未经伦理委员会批准的行为,都可以称为方案偏离。

方案违背(protocol violation,PV)是方案偏离的一种特殊情形。当某个方案偏离涉及违规,危害研究的科学性和受试者的权益、安全性或福祉,数据质量、完整性、可信性,或试验结果时,在程度和主观意愿上比方案偏离严重,则定义为方案违背。目前,我国现行正式法规尚未定义"方案违背",也为避免两词使用方式模糊而不利于理解,还可能出现认为方案违背程度重于方案偏离,而导致的重视方案违背而忽视方案偏离的情况,相关法规指南建议使用方案偏离代替方案违背。

96 方案偏离的分类有哪些?

方案偏离的表现形式多种多样,主要有以下几种分类标准。

(1)按偏离程度划分,根据方案偏离结果对受试者权益和试验数据的影响程度分为重大方案偏离和轻微方案偏离。凡是损害受试者权益的方案偏离都属于重大方案偏离,包括:①生命健康权;②人格权;③知情同意权;④自主选择权;⑤隐私权;⑥获得相应的补偿和治疗。在没有损害受试者权益的情况下,影响临床试验数据,导致试验结果科学性降低的方案偏离,属于重大方案偏离;此外属于轻微方案偏离。

(2)以持续时间划分,按照方案偏离的持续性分为暂时方案偏离和持续方案偏离。持续方案偏离的表现:同一种方案偏离的重复发生,同一名受试者重复发生方案偏离,方案偏离的危害没有消除导致的方案偏离危害持续。

(3)以责任主体划分,可分为申办方造成的、研究者(包含研究机构)造成的和受试者造成的。这里的责任主体划分并不依据方案偏离发生的直接原因进行,而是根据调查分析偏离的主要原因进行分类。

97 方案偏离的常见表现有哪些？

方案偏离是指对试验方案、人体受试者保护规定及伦理委员会要求的偏离,在试验过程中表现形式复杂多样。例如在筛选过程中出现纳入排除标准违反、中止标准违反(已经达到安全性终点事件但仍未出组)、知情同意书签署问题、相关检查漏做问题等。而在治疗期常常会出现未按试验方案要求随机分层,药物发放错误,药物剂量误差,途径、预处理或后处理、用法及用量错误,使用方案规定禁用的合并药物与治疗,检查漏做,访视、检查、评估、用药等超窗。此外,还有不常见却严重的方案偏离,如知情同意未做及违反GCP和其他法律法规的行为,破坏盲法或破坏随机,重要的不良事件或严重不良事件未报或瞒报等。

98 方案偏离发生后应该怎样处理？

方案偏离发生后,需要研究者、申办方主动向伦理委员会报告,对事件的原因、影响及处理措施进行说明。伦理委员会根据上报材料进行伦理审查,审查该事件是否影响受试者安全和权益,是否影响试验的风险、受益,并给出审查意见,从而有助于消除或减轻方案偏离所致的不利影响。

99 GCP对安全性报告的要求是什么？

(1)向申办方报告：除试验方案或者其他文件中规定无须立即报告的严重不良事件外，研究者应立即向申办方书面报告所有严重不良事件，随后及时提供详尽的书面报告。严重不良事件报告应以签认代码代替受试者姓名、身份证号及地址等身份信息，保护受试者隐私。涉及死亡的严重不良事件，除书面报告外，还应尽可能提供尸检报告和最终医学报告。对于方案规定的对安全性评价中重要的不良事件和实验室异常，研究者应根据方案要求向申办方报告。

(2)向伦理委员会报告：研究者收到申办方提供的临床试验相关安全性信息后，应及时签阅，并考虑受试者的治疗是否相应调整，必要时尽早与受试者沟通。研究者应向伦理委员会书面报告试验过程中发生的，以及从申办方获知的所有SUSAR。

100 什么是研究者手册？研究者手册包括哪些内容？

研究者手册(investigator brochure, IB)指与开展临床试验相关的试验用药品的临床和非临床研究资料汇编。其内容包括试验药物的化学、毒理学、药理学和临床的资料和数据。研究者手册应简要描述药物成分、剂型、结构式、理化及药学特性，及其在动物和人体内已经知晓的药理、毒理、药物效应动力学以及药代动力学概况，已经获得的关于试验药物安全性和有效性的信息,根据先前的临床研究结果或上市使用经验预测可能出现的风险,以及临床应用需要采取的预防措施和特殊监测手段。

101 对研究者手册有哪些要求?

(1)试验开始前,申办方需把研究者手册提供给所有参加试验的研究者。

(2)试验中,申办方应根据试验进展将有关研究药物的安全性信息及时更新至研究者手册,并通知所有参加试验的研究者。

(3)研究者手册应至少每年审阅一次,必要时可按照申办方制定的研究者手册书面程序进行修订。

(4)申办方负责将最新的研究者手册送达研究者,研究者负责将更新的研究者手册递交给伦理委员会。

(5)研究者手册还需要说明试验药物已上市或者已批准的国家和地区,以及未批准上市或者退出上市的国家和地区,并说明其理由。

(6)在监管部门批准的情况下,可用基本的药物信息手册、药品说明书代替研究者手册,只要它含有对研究者重要的,关于试验用药品各方面的现行、综合、详细的信息。

(7)应将研究者手册保存于试验文档中。对照药或基础用药需要提供药品说明书,以供研究者了解其信息。

102 什么是药物临床试验必备文件？

药物临床试验必备文件是指评估药物临床试验实施和数据质量的文件，用于证明研究者、申办方和监察员在临床试验过程中遵守了《药物临床试验质量管理规范》和药物临床试验的相关法律法规要求。它是确认试验真实性和数据完整性的依据，也是申办方稽查、监管部门检查的重要内容，应当符合GCP中必备文件的管理要求。

103 临床试验必备文件保存需要注意哪些？

（1）保存设备及条件：必须通风良好，避免光线直射，要有防火、防潮、防晒、防虫、防盗等安全设施。

（2）保存文件的介质：应定期进行测试或检查恢复读取能力，以确保源数据在留存期内保存完整和可读取。电子文件必须备份保存。

（3）制定临床试验档案管理标准操作规程：档案的借阅须履行必要的批准程序，不得涂改、翻印、抄录和转借。

（4）受试者的病历档案：可保存在机构档案室或者医院病案室，如保存在病案室，须对受试者病历标识进行特殊保管，避免临床试验档案被提前销毁。

104 什么是病例报告表？

病例报告表(case report form,CRF)指按照试验方案要求设计,向申办方报告的记录受试者相关信息的纸质或者电子文件。

105 GCP对病例报告表有哪些要求？

病例报告表是原始记录与数据库之间的"中转站",数据要与源文件一致,同时也要与数据库一致。

研究者应根据申办方提供的指导说明,对病例报告表进行填写和修改,确保数据准确、完整、清晰和及时。病例报告表中的数据应与源文件一致,如有不一致,应当作出合理解释。对病例报告表所做的更正、添加或者删除,必须由研究者或者被授权人操作。病例报告表中数据的修改应使初始记录清晰可辨,保留修改痕迹,必要时,如大面积修改需说明理由,修改者签名并注明日期。研究者应当保留修改和更正的相关记录。

106 什么是受试者入选/筛选表？

受试者入选/筛选表(subject enrolment/screening log)用于记录入选/筛选受试者的详细资料,包括受试者全名、就诊医院、病历号、试验编号以及入选日期。此外,该表还可以记录试验中受试者的历次随访日期,提供试验期间患者入选的全面情况。受试者使用的试验编号是唯一的,不仅可以确定受试者的身份,还可以确定该受试者接受治疗的试验用药品,同时保护受试者的隐私。在一些试验中,除要求填写受试者入选表外,还需要记录被筛选而未入组的受试者详细情况(受试者筛选表),如有此要求,可在试验方案中说明。

107 什么是受试者依从性?

受试者依从性(obedience/compliance)主要指受试者是否按试验方案的要求用药和接受随访。

108 如何计算受试者依从性? 良好依从性的范围是什么?

受试者依从性的计算方法为实际用药量/应用药量×100%。良好依从性的范围为80%~120%。

109 如何加强受试者随访管理?

(1)在筛选环节通过受试者的基本信息以及在检查和问诊时的沟通情况,可以对受试者依从性进行评估。

(2)在与受试者进行知情同意时,要详细讲解试验过程中需要其配合的事情,一方面为后续访视的良好依从性提供保障,另一方面也要让受试者了解他可以随时退出试验,虽然会造成数据的缺失,但他们的临床数据仍有科学价值,从而增加受试者完成试验的信心。

(3)对入组受试者及家属进行疾病宣教,提高他们对疾病及治疗的认知。特别关注依从性高危受试者,重点加强跟进教育。

(4)加强与受试者的沟通,建立多方位的共同渠道,如电话、微信、QQ等,建立随访卡、爱心贴、用药日记卡等,提供咨询服务,有利于掌握患者病情的动态变化,形成良好的医患信息反馈体系,预防不依从的发生。

110 在临床试验中使用伴随药物或其他治疗时要注意些什么?

伴随用药是指受试者在临床试验中与试验用药品同时服用的药物。应详细记录试验中的伴随用药的所有情况,包括药品名称、起止时间、给药剂量、给药单位、给药频率、给药原因。试验方案中应明确试验前和试验中允许的伴随用药或者治疗,以及试验禁用药物或治疗。在不违背试验方案以及不影响试验用药评估的前提下,允许服用伴随用药。

111 GCP对暂停或终止临床试验有哪些要求?

基于对临床试验安全风险的考虑,在申办方、研究者、伦理委员会以及药品监管部门中的任何一方认为有必要时,均可以暂停或终止临床试验。但是,需要提供详细的书面说明并通知其他相关方,申办方还需向药品监管相关部门报告。无论何种情况,当临床试验被暂停或提前终止,研究者应及时通知受试者,并给予受试者适当的治疗或随访。暂停或提前终止的情况有以下几方面。

(1)伦理委员会:未按照要求实施临床试验,或者出现了受试者非预期的严重损害。

(2)申办方:因研究者违背方案并坚持不改、发现试验药物无效、药物安全性问题、经费问题或者盲底泄露等。

(3)国家药品监管部门:①伦理委员会未履行职责;②不能有效保证受试者安全的;③未按照规定时限报告严重不良事件的;④有证据证明临床试验用药品无效的;⑤临床试验用药品出现质量问题的;⑥临床试验中弄虚作假的;⑦其他违反GCP的情形。

112 什么是标准操作规程?专业组的标准操作规程应关注什么?

标准操作规程(standard operation procedure,SOP)是为保证某项特定操作的一致性而制定的详细的书面要求。

专业组标准操作规程应重视三个层面:一是符合国家的法律法规;二是体现专业特色;三是具有可操作性。

113 临床试验的制度和标准操作规程有什么区别？

制度是要求全体成员共同遵守并按一定程序办事的规程，旨在规定哪些事情能做、哪些事情不能做。内容简明扼要、重点突出。

标准操作规程是统一执行一个特定职责的详细的书面指南，即规定了某项操作具体应该如何做，强调过程和步骤的重要性，"写己所做，做己所写"。标准操作规程应有实质性内容与可操作性。

114 源数据的含义是什么？

源数据（source data）指临床试验中的原始记录或者核证副本上记载的所有信息，包括临床发现、观测结果，以及用于重建和评价临床试验所需要的其他相关活动记录。

源数据应当具有可归因性、易读性、同时性、原始性、准确性、完整性、一致性和持久性。源数据的修改应当留痕，不能掩盖初始数据，并记录修改的理由。所采集的源数据应可以溯源。

115 什么是源文件？

源文件（source document）是指临床试验中产生的原始记录、文件和数据，如医院病历、医学图像、实验室记录、备忘录、受试者日记或者评估表、发药记录、仪器自动记录的数据、缩微胶片、照相底片、磁介质、X线片、受试者文件,药房、实验室和医技部门保存的临床试验相关的文件和记录,包括核证副本等。源文件包括源数据,可以以纸质或者电子等载体形式存在。

116 什么是核证副本?

根据2020版GCP对核证副本的定义,核证副本是指经过审核验证,确认与原件的内容和结构等均相同的复制件。该复制件是经审核人签署姓名和日期,或者是由已验证的系统直接生成,可以以纸质或者电子等形式的载体存在。

117 什么是受试者日志卡?

受试者日记卡是指在临床研究、疾病治疗过程中,受试者直接记录服药情况和病程变化,用以评估受试者情况(如症状严重程度、生活质量等)或评价治疗效果及依从性的工具,包括纸质版和电子版两种形式。在临床研究中,使用受试者日记卡有可能提高受试者的服药依从性;另外,使用受试者日记卡有助于减少患者回忆偏倚,提高临床试验数据的时效性、可溯源性和完整性,是临床试验质量的一个重要参考指标。

118 试验必备文件应保存多长时间？

2020版GCP第八十条规定,用于申请药品注册的临床试验,必备文件应当至少保存至试验药物被批准上市后五年;未用于申请药品注册的临床试验,必备文件应当至少保存至临床试验终止后五年。

119 化学药品的注册分类有哪些？

为配合《药品注册管理办法》实施,国家药品监督管理局组织制定了《化学药品注册分类及申报资料要求》,将化学药品注册分类分为创新药、改良型新药、仿制药、境外已上市境内未上市化学药品,并设置为以下5个类别。

类别	内容说明
2类:境内外均未上市的改良型新药(指在已知活性成分的基础上,对其结构、剂型、处方工艺、给药途径、适应证等进行优化,且具有明显临床优势的药品)	2.1含有用拆分或者合成等方法制得的已知活性成分的光学异构体,或者已知活性成分成酯,或者已知活性成分成盐(包括含有氢键或配位键的盐),或者改变已知盐类活性成分的酸根、碱基或金属元素,或者形成其他非共价键衍生物(如络合物、螯合物或包合物),且具有明显临床优势的药品
	2.2含有已知活性成分的新剂型(包括新的给药系统)、新处方工艺、新给药途径,且具有明显临床优势的药品
	2.3含有已知活性成分的新复方制剂,且具有明显临床优势
	2.4含有已知活性成分的新适应证的药品

续表

类别	内容说明
3类:境内申请人仿制境外上市但境内未上市原研药品的药品	该类药品应与参比制剂的质量和疗效一致
4类:境内申请人仿制已在境内上市原研药品的药品	该类药品应与参比制剂的质量和疗效一致
5类:境外上市的药品申请在境内上市	5.1境外上市的原研药品和改良型药品申请在境内上市。改良型药品应具有明显临床优势
	5.2境外上市的仿制药申请在境内上市

120 什么是试验用药品？由谁负责提供？

试验用药品指用于临床试验的试验药物、对照药品。对照药品指临床试验中用于与试验药物参比对照的其他研究药物、已上市药品或者安慰剂。由申办方负责向研究者和临床试验机构提供试验用药品。

121 对申办方提供给研究者的试验用药品有什么要求？

（1）申办方负责提供试验用药品，并保证其制备符合临床试验用药品生产质量管理的相关要求。

（2）根据试验方案的需要包装试验用药品，标签上应当标明仅用于临床试验字样、临床试验信息和临床试验用药品信息，确保试验的盲态进行。

(3)明确试验用药品的储存温湿度、运输条件(是否需要避光)、储存期限、药物溶液的配制方法和过程,以及药物输注装置要求等;确保所有相关人员均知晓试验用药品的使用方法。

(4)确保试验用药品的包装在运输和储存期间不被污染或者变质。

(5)盲法试验中,试验用药品的编码系统应当包括紧急揭盲程序。

(6)制定试验用药品的供给和管理流程。

(7)确保临床试验机构药品充足,保证满足受试者及时使用的要求。

(8)采取措施确保试验期间试验用药品的稳定性。

(9)及时提供试验药物安全性和有效性的相关信息。

122 药品管理员在接收药品时需要注意哪些方面?

(1)接收试验用药品时,须由双人核对入库。

(2)药品管理员在接收试验用药品时应核对以下项目:①该批次试验用药品的药检报告。②核对药物名称、规格、数量、批号、编号及有效期的记录。③临床研究药物有"仅供临床研究使用"特殊标签,注明以下内容(但不限于):研究方案名称/编号、药名、药物编号、规格(具体到最小包装)、用法用量、储存条件、批号、生产日期、有效期、生产厂家、申办方等。④药物运送单,并签名及日期。⑤药物运输过程的温度记录。

（3）申办方将试验用药品送至机构的过程须有温度记录,并提供温度记录仪的校准证书。核对随行温度记录仪的编号,打印运输过程中的温度记录,签名确认,检查并记录其运输方式、运输过程的温度、运输时间等,检查运输过程中是否发生温度超限的情况。

（4）对于首次接收的试验用药品,申办方需提供其生产企业《药品生产质量管理规范》证明文件。

（5）对于有湿度、光线等储存条件要求的试验用药品,药品管理员在接收时需检查是否有相应的包装、运送条件及记录。

（6）对于双盲药物,需要检查试验药物和对照药物是否符合外形(形状、色泽、质感)、气味、包装、标签和其他特征上一致的要求。检查药物的编号与送货单上的编号是否一致。检查应急信封是否密封,信封上的编号是否与该批次药物编号一致。

（7）若是进口药品,需要提供进口药品注册证;境外药品需要提供通关单。

（8）对于近效期的试验用药品,药品管理员应做好近效期试验用药品的标识,及时与申办方和主要研究者沟通,确保试验用药品在有效期内使用。

123 试验用药品在由申办方寄送至临床试验机构的过程中,若出现超温情况怎么处理?

药品管理员在接收试验用药品前,应从随行温度监测仪中将运输过程中的温度记录及时导出、打印和存档,查看温度是否符合药品的储存要求,若出现超温的情况,药品管理员应拒收药品或者立即将药品隔离放置,并在签收单上注明原因。隔离期间的药品须按照药品储存要求保存;同时,立即联系申办方,由申办方判断隔离药品能否继续使用,并提供相应的书面文件。对于超温后继续使用的药品,需经伦理审批后才能入库;若药品超温后不再使用,应退回申办方,并保留处理过程的沟通记录。

124 试验用药品在保存和养护中需要注意哪些方面?

(1)试验用药品储存的环境应符合法规要求,药房应具有避光、通风、防火、防盗、防潮、防虫、防鼠、防冻等措施,配置有效调控、监测及记录储存温湿度的设备。

(2)药品管理员严格按照试验方案的要求保存试验用药品。若试验方案没有具体要求,按照《中华人民共和国药典》(2020年版)规定的贮藏温度要求储存,按照《药品经营质量管理规范》(2016修正)规定的相对湿度35%~75%的要求储存。

(3)试验用药品由经主要研究者(PI)授权的专人管理。

按项目存放于带锁的药柜或冰箱,并有项目相关信息标识,避免与其他项目的药品混放。

（4）每日检查监测的温湿度情况,定期导出数据并打印签名和存档。如发生温湿度超标,立即采取必要的调控措施,如调节空调的温度、除湿、增湿以及对试验用药进行隔离处理,并做好相关记录。

（5）定期盘点试验用药品库存,看数量上是否账物相符,是否需要补充。检查药品外观、有效期,看是否存在破损、发霉、失效等情况。若发现问题,立即隔离药品并记录,立即联系申办方处理。

《中华人民共和国药典》(2020年版)凡例

保存条件	定义
遮光	系指用不透光的容器包装,例如棕色容器或黑纸包裹的无色透明、半透明容器
避光	系指避免日光直射
密闭	系指将容器密闭,以防止尘土及异物进入
密封	系指将容器密封,以防止风化、吸潮、挥发或异物进入
熔封或严封	系指将容器熔封或用适宜的材料严封,以防止空气与水分的侵入并防止污染
阴凉处	系指不超过20℃
凉暗处	系指避光且不超过20℃
冷处	系指2～10℃
常温(室温)	系指10～30℃(除另有规定外,贮藏项未规定储存温度的一般系指常温)

125 试验用药品在领取/分发的过程中需要注意哪些方面？

（1）研究者根据试验方案开具处方或医嘱。

（2）若为门诊受试者，可凭处方自行至GCP药房领取试验用药品；药品管理员或研究者向受试者说明服药方法、储存条件及其他注意事项；嘱其下次随访时携带所有剩余试验用药品、空包装和服药记录卡（若有），服药过程中如有任何不适应及时联系研究医生；若为住院受试者，则由研究护士或临床研究协调员（clinical research coordinator，CRC）凭医嘱或者处方到GCP药房领取试验用药品，并严格按照方案要求和标准操作规程的规定使用试验用药品。

（3）药品管理员在发放试验用药品时应严格审核处方/医嘱中试验用药品名称、规格、数量、使用方法是否与方案一致，核对受试者筛选号/随机号、试验用药品编号是否与随机单一致；核对批号、有效期、试验用药品包装是否有异常等，做好记录并签名。

（4）试验用药品从GCP药房运送到专业科室的过程中，对于需冷藏或避光储存的试验用药品，应保存在置有冰袋或避光的保温箱中，并有随箱温度记录仪记录温度。

126 试验用药品在回收的环节中需要注意哪些问题？

受试者将剩余试验用药品及空包装交给研究者，研究者核对后交给药品管理员；药品管理员确认回收的剩余试验用药品及包装，填写"试验用药品回收表"，记录日期、数量（以最小计量单位计数）、编号等，如果数量不一致，应及时核对、确认原因并记录。回收的药品和包装应放置回收区，避免与未发药品混淆。申办方应根据GCP药房存储空间，及时回收剩余药品和空包装盒。

127 试验用药品在退还和销毁环节中需要注意哪些方面？

（1）新版GCP规定，从受试者处回收以及研究者未使用的试验用药品应当返还申办方；或者经申办方授权后，由临床试验机构销毁。因此，在项目启动前申办方/合同研究组织应制定试验用药品的退还或销毁流程。

（2）试验结束后，试验用药品管理员和监察员应清点所有剩余药物，包括未使用过的药物、使用过的药物及空包装，核对试验用药品的接收、发放、剩余、退还数量上的差额，核对完后应将所有剩余药物以及空包装退至申办方，双方在退回记录表上签字确认。

（3）试验用药品的销毁应遵循预定的销毁流程，由申办方、合同研究组织或有相应资质的机构进行。

（4）销毁的过程需完整记录，确保可以追溯到药物批号和受试者的编号（如有）以及销毁的数量，销毁记录由销毁方保存。

（5）申办方/合同研究组织自行回收销毁试验用药品时，应向临床试验机构提供销毁凭证，内容包括但不限于：试验用药品名称及编号（如有）、批号、数量、销毁时间、地点、销毁人等。

128 在突发公共卫生事件期间，如何保证试验用药品的发放？

临床试验机构立即跟申办方联系，委托有资质的物流公司将试验用药品寄给受试者。可以由药品管理员和临床研究协调员一起打包试验用药品，并打印两份药品清单：一份随药寄给受试者，受试者收到药后核对签名，将签名的清单和收到的药品拍照发给临床研究协调员留存；另一份在GCP药房作为发药凭证留存。待突发公共卫生事件结束后，受试者随访时再将剩余药品、包装及药品清单交给药品管理员。

129 试验用药品发放错误该如何处理？

（1）查找原因，尽可能控制错误可能产生的后果。

（2）对于已发生的错误，及时联系申办方，上报伦理委员会。

（3）针对错误的原因，及时改进，如：对相关人员进行培训，明确药品发放的流程及要求；修订相关标准操作规程等。

130 什么是脱落、中止、终止及剔除？

脱落：指受试者签署了知情同意书并筛选合格进入试验，但由于各种原因未完成临床试验所要求的全部访视。脱落受试者均为脱落病例。常见的脱落原因有不良事件、受试者失访、缺乏疗效、违背方案、受试者主动退出、紧急揭盲等。

中止：就是停止试验用药品的使用。试验方案中应明确规定中止试验的标准，如发生严重的不良事件、受试者不愿继续治疗、未遵守试验方案、使用禁用的合并用药等情况。受试者中止试验后，安全性评估仍需继续。

终止：对于双盲临床试验，盲底在试验进行过程中一旦泄露，或者应急信件拆阅率超过20%，意味着双盲临床试验失败，需要终止该临床试验并重新安排新的临床试验。此外，申办方、伦理委员会、国家药品监督管理局（NMPA）出于试验安全性的考虑，都有权提出终止或者暂停已批准的临床试验。

剔除：指违反方案操作的病例，试验方案中应明确规定剔除的标准。剔除通常有以下情况：不符合入选标准、已入组未用药、服用方案违禁药物、资料不全影响疗效和安全性的判断、服药依从性差、单一中心完成病例数过少等。

131 如何确定样本量？Ⅰ、Ⅱ、Ⅲ、Ⅳ期临床试验最低病例数分别是多少？

样本量应根据研究目的进行计算，符合统计学原则，同时满足各期临床试验最低研究病例数的要求。总样本量＝计算样本量＋20%脱落率。临床试验最低病例数要求：Ⅰ期，20例；Ⅱ期，100例；Ⅲ期，300例；Ⅳ期，2000例。

132 临床试验统计分析常见的方法有哪些？

临床试验的分析数据集包括意向性分析（intention-to-treat population，ITT）、全分析集（full analysis set，FAS）、符合方案集（per protocol set，PPS）和安全性数据集（safety set，SS）。

意向性分析（ITT）：指所有随机化分组的受试者，无论是否接受该组的治疗，均进行疗效统计分析。

全分析集（FAS）：是ITT集的子集。通常应包括随机化后入组且接受过一次治疗的所有受试者，即只要服用过一次药、做过一次安全性评价，都应被纳入。只有不满足入组标准、未用过一次药或者入组后没有任何随访数据的受试者，才能从FAS集中剔除。

符合方案集：是FAS的子集，指所有符合试验方案、可获得主要评价指标的观察数据且没有重大方案违背的受试者。

安全性数据集:通常应包括所有入组且接受过一次治疗并进行过安全性评价的受试者。

对于临床试验,我国国家药品监督管理局和美国食品药品监督管理局要求同时对ITT集和FAS/PPS进行分析:如果两者分析结果一致,可增加试验结果的可信性;如果不一致,则需要解释。

133 什么是临床试验的应急信封?

双盲临床试验中每一个编盲号都对应一份应急信封,信件内容为该编号受试者的分组及用药情况。应急信件应密封,并随对应编号的试验用药品发往各临床试验中心,由该中心主要研究者保存,非必要不得拆阅。

134 什么是盲底?

盲底是指采用随机化方法确定临床试验中的每个受试者接受试验组或对照组的随机安排,也就是受试者的详细分组情况。双盲试验中每个盲底中有三个信封:①药物编号盲底,供药物编码用;②第一次揭盲盲底;③第二次揭盲盲底。

135 盲底如何保存?

盲底一般采用电子文件或书面文件形式予以保存,应一式两份密封保存,分别放在申办方和组长单位药物临床试验机构处。

136 盲底揭盲有何规定?

当双盲试验的试验组和对照组的例数相等时,采用两次揭盲法。两次揭盲都由保存盲底的有关人员(组长单位主要研究者和申办方)执行。数据库经盲态审核后锁定,进行第一次揭盲,此次揭盲只列出每个受试者所属的组别(如A组或B组),而不注明哪个为试验组或对照组。这时将盲底和数据库交给试验统计人员进行统计分析后,进行第二次揭盲,此次揭盲标明两组中哪组为试验组。如果试验组与对照组的例数不相等,则只需要一次揭盲。

137 试验设计中假设检验的类型有哪些? 常用的有哪些?

优效性检验:通过试验显示试验用药品的治疗优于安慰剂或阳性对照药。

等效性检验:确认试验用药品与阳性对照药疗效相当。

非劣效性检验:显示试验用药品的疗效不劣于阳性对照药。

常用的有优效性检验和等效性检验两种。

138 临床试验设计的基本类型有哪些？

临床试验设计的基本类型一般有平行设计、交叉设计和析因设计。

139 药物临床试验现场核查中会对哪些数据进行溯源？

《药品注册核查要点与判定原则（药物Ⅱ、Ⅲ期临床试验）（征求意见稿）》要求药物临床试验现场核查中对以下数据进行溯源。

（1）核查病例报告表中入组、知情同意、病史或伴随疾病访视、用药医嘱、病情记录等信息，与试验原始记录及医院管理信息系统（hospital information system，HIS）的关联性和一致性。

（2）核查试验原始记录、HIS中的合并用药（方案规定禁用、非禁用）、治疗的记录，与病例报告表、总结报告的一致性，并记录漏记合并用药、治疗的具体情况。

（3）核查病例报告表中的检查数据，与检验科实验室信息系统（laboratory information system，LIS）、影像科影像归档和通信系统（picture archiving and communication system，PACS）、心电图室、内镜室信息系统中检查数据是否一致。

140 CRO是什么？SMO是什么？

CRO 是合同研究组织（Contract Research Organization）的英文简称，也称委托研究机构、医药研发外包服务机构，指通过签订合同授权，执行申办方或者研究者在临床试验中的某些职责和任务的单位。

SMO 是临床试验现场管理组织（Site Management Organization）的英文简称，通常定义为协助临床试验机构进行临床试验具体操作的管理良好的专业商业机构，及现场管理工作的核查机构或组织。

141 CRO的责任是什么？

申办方可委托CRO（合同研究组织）来组织并实施临床试验。合同研究组织通常可以是一个小型、中型或大型的公司。大型合同研究组织通常有数千名员工来承担所有与试验有关的活动，如撰写试验方案、选择研究者、试验监察、试验资料准备、数据处理、结果分析和总结报告准备等。有些跨国合同研究组织能够组织多个国家共同参与的国际多中心临床试验。当合同研究组织代表客户实施临床试验时，研究协调员通常直接与合同研究组织联系。申办方代表有时会与合同研究组织监察员一起进行中心访视，以确保合同研究组织按照要求履行职责。

142 CRC是谁？申办方/CRO可否直接聘用CRC？

临床研究协调员（clinical research coordinator，CRC）是经主要研究者授权的临床试验研究团队中的一员，是经过GCP相关专业知识和技能培训后，在临床试验中协助研究者进行非医学判断相关工作的人员，是临床试验的执行者、协调者和管理者。

临床研究协调员的来源通常有两种：院内临床研究协调员和院外临床研究协调员。院内临床研究协调员由临床试验机构或者专业组/主要研究者聘用；院外临床研究协调员由临床试验现场管理组织公司派驻临床试验机构，由临床试验现场管理组织/机构办公室/主要研究者共同管理。基于利益回避原则，申办方/CRO不应直接聘用临床研究协调员参与项目工作；临床试验现场管理组织/院外临床研究协调员不应与申办方/合同研究组织存在利益关系。

143 临床研究协调员的工作职责是什么？

临床研究协调员在主要研究者授权下的主要工作包括但不限于：①协助研究者完成机构立项、伦理审查、合同审核申请的事务性工作；②协助受试者的招募和入组工作；③协助研究者合理安排访视过程的各项工作；④遵照常规诊疗、临床试验的要求管理原始数据；⑤协助研究者进行严重不良事件报告，以及跟踪不良事件的转归；⑥协助研究者管理试验用药品、设备及样本;⑦及时准确地录入电子数据采集(electronic data capture,EDC)或者填写病例报告表,及时回复对相关数据的质疑;⑧协助研究者管理专业组相关文件、仪器设备及物资;⑨协助研究者与伦理委员会、机构办公室及其他科室沟通联系;⑩协助研究者与申办方监察员、稽查员沟通联系;⑪协助研究者接受临床监察员对项目的监察;⑫协助研究者管理项目经费;⑬其他被授权的临床试验工作。

院内临床研究协调员如果具有医学相关专业资质(护理、药学等)并在临床试验机构注册,可承担临床试验中相应专业技术工作;而院外临床研究协调员不允许在受试者身上进行诊疗操作。关于临床研究协调员的职责范围,应遵照临床研究协调员合同中的相关约定。

144 什么是多中心临床试验?

多中心临床试验是由多个研究者按照同一个试验方案在不同临床试验中心同时进行的临床试验。

145 为什么要开展多中心临床试验?

(1)有更多的研究者和受试者共同参与试验,由一位主要研究者作为领导负责协调各中心的工作,从而可以避免单一中心研究可能存在的局限性,结果可信度高。

（2）各中心执行同一个试验方案,减少偏差的产生。

（3）不论采取固定入组还是竞争入组的方式,都有助于在较短的时间内纳入足够的受试者,尽快地完成临床试验。

146 临床试验通常分为几期？

根据2020年7月1日施行的《药品注册管理办法》,药物临床试验分为Ⅰ期临床试验、Ⅱ期临床试验、Ⅲ期临床试验、Ⅳ期临床试验以及生物等效性试验。

Ⅰ期:研究与评估药物用于人体的耐受性、药代动力学及初步的药效学(如可能)的临床试验;是首次用于人体受试者的临床试验,将新药试用于少数健康受试者(肿瘤等类试验除外)。受试者均经过严格挑选,避免入选任何正患疾病或正在服用禁止合并服用药物的受试者。本期试验的主要目的是确定新药的人体药物代谢动力学、药效学和毒理学数据。

Ⅱ期:针对特定适应证人群开展的初步评估药物疗效和安全性的临床试验;是首次用于患有新药治疗适应证的受试者的临床试验。本期仅可根据试验方案中的入选/排除标准严格筛选入选少数患者,其目的是确立合适的治疗剂量,确定量效关系,评估风险获益比,探询新药配伍,并为下一步试验建立方法学依据。同时,在本期研究结束时评估新药的商业潜质。

Ⅲ期:在获得初步安全有效性证据之后开展的具有良好对照及足够样本的临床试验,用以评价研究药物总体风险获益特征,进而支持药物上市的确证性临床试验;属于大型临床试验,用以评价新药的疗效和安全性。本期试验的主要目的是获得足够的证据,以向管理当局申请新药上市许可的批准。对特殊患者群(如老年患者)的试验也在Ⅲ期临床试验中进行。

Ⅳ期:为创新药和改良型新药上市后应用研究阶段。其目的是考察在广泛使用条件下药品的疗效和不良反应,评价在普通或者特殊人群中使用的风险与获益关系,以及改进给药剂量等。在新药获准上市后进行的进一步临床试验,包括与竞争产品的对比试验和上市后的监测试验。本期通常为对新药的疗效和安全性进行再评价的大规模(从数百个研究者处入选数千名受试者)临床试验。这有助于发现罕见的药物不良反应,以及提供新药在实际临床应用中的数据。扩大新药适应证的临床试验有时也被称为Ⅳ期临床试验,但有些公司称之为Ⅲ期A类临床试验,进口注册临床验证试验被有些公司称为Ⅲ期B类临床试验。

147 什么是数据质询表? 如何传送?

数据质询表(data query form,DQF)是数据录入部门在数据录入过程中对病例报告表的内容不详或有疑问时,向病例报告表填写方发出的质询表格。

在监察员取走病例报告表后,可能会向研究者返回一个数据质询表或数据更正表(data clarification form,DCF),里面列出了需要进一步核实的数据或问题等。研究者、监察员和数据员通过数据质询表或者更正表,完成对疑问数据的解释和意见的交换。数据质询表在研究者签字确认后应及时返回给申办方。研究者应保存数据质询表的复印件。

148 什么是双盲双模拟技术?

在双盲试验中,当试验用药品和对照药品很难在颜色、大小、外观等方面做到完全相同时,为达到双盲的目的,可分别为试验用药品与对照药品准备一种安慰剂,这样试验组的受试者服用试验用药品加对照药品的安慰剂,对照组的受试者则服用对照药品加试验用药品的安慰剂。受试者所服用的药物在外观和给药方法上没有区别。

149 什么是盲法试验?

盲法是指为了避免在疗效评价时产生偏倚,在临床试验过程中参与的一方或多方(研究者、受试者、统计师、监察员)对受试者治疗分配情况均保持未知,通常可分为双盲、单盲和开放3种。

（1）双盲：是指研究者和受试者都不知道受试者接受的是何种治疗分配。盲态贯穿于整个试验。双盲设计可以完全避免对结果分析的主观偏差，因此成为临床试验设计的金标准。

（2）单盲：是指受试者不知道自己接受的是何种治疗分配。部分临床试验无法进行双盲。

（3）开放：是指所有试验参与人员都知道受试者的治疗分配，因此此类设计包含较多的偏差。

150 什么是受试者入选表？什么是受试者鉴别代码表？

受试者入选表（subject enrolment log）是记录受试者按入选时间顺序进行试验编号的文件。受试者鉴别代码表（subject identification code list）是一份记录受试者姓名和随机代码的保密性文件，研究者在需要的时候可以及时依据代码识别受试者。这两个文件都必须保存在研究者文件夹中，不得丢失或破坏。

151 研究者会议中的方案讨论会、启动会和总结会的议程分别应该包括哪些内容？

（1）方案讨论会内容包括研究背景及试验方案介绍，研究者对试验方案的讨论，讨论后对试验方案的修订等。

（2）启动会内容包括研究背景、试验方案（入排标准、给药方案等）及注意事项讲解，标准操作规程，受试者管理及知情同意过程的流程，试验方案的执行和具体试验安排的讨论，数据管理方法（含系统的操作），GCP知识等。

（3）总结会内容包括方案介绍，统计分析报告讲解，研究分析数据的讨论等。

参考文献

FDA. Food and Drug Administration Code of Federal Regulations. Title 21, Part 312: Investigational New Drug Application [EB/OL]. Silver Spring, FDA: FDA, 2019-04-01 [2020-04-17].

ICH E3指导原则:临床研究报告的结构和内容问与答. 国际药品监管机构(包括美国食品药品监督管理局、欧洲药品管理局和日本药品医疗器械局). 2012年7月6日.

ICH. Integrated Addendum to ICH E6 (R1): Guideline for Good Clinical Practice E6 (R2) [EB/OL]. Geneva: ICH, 2016-11-09 [2020-04-17].

卜擎燕,谢立群,熊宁宁. 临床试验中偏离方案的管理[J]. 中国新药杂志,2012,21(18):2121-2125.

曹江,汶柯,白楠,等. 基于风险的药物临床试验方案偏离交互管理模式探讨[J]. 中国临床药理学杂志,2021,37(2):201-203.

曹利波,王天珩,宋蓓,等. 试验用药品管理中存在的问题及解决对策[J]. 海峡药学,2022,7(34):149-152.

关于发布药物临床试验数据管理与统计分析的计划和报告指导原则的通告. 国家食品药品监督管理总局. 2016年

第113号.

关于印发药物Ⅰ期临床试验管理指导原则(试行)的通知. 国家食品药品监督管理局. 国食药监注〔2011〕483号.

黄桥,黄笛,靳英辉,等. 临床研究中常用的统计方法和常见问题[J]. 中国循证心血管医学杂志,2017,9(11):1288-1293.

林淘曦,余娜,黄璐. 美国首仿药制度及专利挑战策略研究[J]. 中国新药杂志,2016,25(19):2168-2173.

临床研究药物中心化管理现场评估标准. 中国药学会药事管理专业委员会、北京医院国家药物临床试验机构. 2016年1月15日.

刘霏霏,杨进波,王玉珠. 口服抗肿瘤仿制药生物等效性研究的考虑要点[J]. 中国新药杂志,2021,30(10):886-891.

牛伶. 对药物临床试验中知情同意环节的法律解读及完善建议[J]. 上海法学研究,2021,7.

涉及人的生物医学研究伦理审查办法. 国家卫生和计划生育委员会. 2016中华人民共和国国家卫生和计划生育委员会令第11号.

苏华,郭瑞臣. 仿制药一致性评价的背景、实施及结局[J]. 中国医院药学杂志,2022,42(14):1502-1505.

苏娴,高云佳. 国内外仿制药一致性评价的研究及监管要求[J]. 中南药学,2018,16(9):1339-1342.

新药临床安全性评价技术指导原则. 国家药监局药审中心.

2023年12月1日.

许重远,白楠,曹玉,等. 临床试验安全性报告工作指引(试行版)[J]. 中国临床药理学杂志,2020,36(21):3522-3525+3529.

药品不良反应报告和监测工作手册(2012年版). 国家食品药品监督管理局药品安全监管司、国家药品不良反应监测中心. 国食药监安〔2012〕81号.

药品经营质量管理规范. 国家食品药品监督管理总局. 2016国家食品药品监督管理总局令第28号.

药品注册核查要点与判定原则(药物临床试验)(试行). 国家药品监督管理局食品药品审核查验中心. 2021文件号CFDI 202101.

药物临床试验安全评价·广东共识(2020年版). 广东省药学会. 2020年8月1日.

药物临床试验必备文件保存指导原则. 国家药品监督管理局. 2020年第37号.

药物临床试验技术服务合同专家共识(2015年版). 中国药理学会药物临床试验专业委员会. 2015年4月20日.

药物临床试验伦理审查工作指导原则(2011年版). 国家食品药品监督管理局. 2011年第8号.

药物临床试验药物管理·广东共识(2020 年版). 广东省药学会药物临床试验专业委员会. 2020年8月1日.

药物临床试验质量管理·广东共识(2020年版). 广东省药学

会药物临床试验专业委员会. 2020年7月1日.

药物临床试验质量管理规范(2020版). 国家药品监督管理局、国家卫生健康委员会. 2020年第57号.

叶林淼,张策,曹烨. 基于德尔菲法进行药物临床试验受试者日记卡使用现状调研问卷的构建[J]. 中国医院药学杂志,2019,39(12):1306-1310.

以药动学参数为终点评价指标的化学药物仿制药BE试验技术指导原则. 国家药品监督管理局. 2021年第47号.

张莉,郭晋敏,康长清,等. 我院药物临床试验受试者管理分析及对策[J]. 中国医药导报,2015,12(6):140-144.

赵婷婷,赵建中,王海学. 关于临床试验期间研究者手册的风险监管考虑[J]. 中国临床药理学杂志,2020,36(12):1756-1759.

中华人民共和国人类遗传资源管理条例. 国务院. 2019年第717号国务院令.

訾明杰,李晓玲,母双,等. 方案违背的伦理审查与管理[J]. 中国医学伦理学,2020,33(2):165-168.

最高人民法院、最高人民检察院关于办理药品、医疗器械注册申请材料造假刑事案件适用法律若干问题的解释. 最高人民法院、最高人民检察院. 法释〔2017〕15号.

　　为了加强对伦理委员会药物临床试验伦理审查工作的指导,规范伦理委员会的药物临床试验伦理审查工作,切实保护受试者的安全和权益。国家局组织制定了《药物临床试验伦理审查工作指导原则》(以下简称《指导原则》),旨在促进国内药物临床试验伦理审查能力的提高,充分发挥伦理委员会在保护受试者安全和权益中的作用,进一步规范药物临床试验的研究行为。

一、背景和必要性

　　药物临床试验应遵循两大基本原则——研究的科学性和伦理的合理性。伦理委员会审查是保护受试者的安全与权益、保证药物临床试验伦理合理性的重要措施之一,在药物临床研究中发挥重要作用。针对涉及人体的生物医学研究和临床试验,世界各国发布了伦理指南与法规性文件。美国专门针对生物医学研究受试者保护颁布了联邦法规文件,其中21CFR56阐述伦理委员会审查,并在美国健康与人类事业部专门成立了人体受试者保护办公室;欧洲2005年新颁布的临床研究指令相对以往法规重要的变更之一,是临床研究需要同时获得药政管理部门和伦理委员会的批准方可进行；新加坡1997年出台涉及人体受试者研究的伦理指南。

2003年，国家局颁布的《药物临床试验质量管理规范》(GCP)赋予伦理委员会对药物临床试验申请进行伦理审查及批准的重要职能。此后，国内各医疗机构及医科大学纷纷成立了伦理委员会，并对药物临床试验进行伦理审查。但伦理委员会的操作规程、临床试验主要伦理问题的审查要点方面还没有颁布相应的指南性文件。就整体情况来看，水平参差不齐，作用发挥有限，甚至流于形式，伦理委员会的审查工作与国际规范还有很大差距。

此外，随着药物临床试验的国际化和产业化进程，在中国开展的国际多中心药物临床试验越来越多，为保护我国受试者的权益和安全，伦理委员会的审查工作需要与国际规范接轨。因此，国家局组织制定了《药物临床试验伦理审查工作指导原则》，旨在促进伦理委员会伦理审查能力的提高，规范伦理审查工作。

二、起草过程

国家局于2009年初组织相关专家起草了《指导原则》(讨论稿)。经过三次专题研讨修改，形成《指导原则》征求意见稿(第一版)，并于2009年6—7月向认证管理中心、药品审评中心和评价中心等相关部门征求意见，初步收集汇总反馈意见后，进一步修改，并于2009年8月5日将征求意见稿(第二版)在国家局网站公布,向社会公开征求意见。2009年10月前收到来自各省药品监管部门、药物临床试验机构、申办方(CRO)企业和个人反馈意见和建议300余条。通过汇总整理和再次修订,完成征求意见稿(第三版)。2010年3月,国家局召集专家和监管部门代表对几个有争议的问题进行研究讨论,达成一致意见。2010年7月,国家局就该指导原则向卫生部征求意见并根据反馈意见进行修改,形成《指导原则》终稿。

三、主要内容与说明

《指导原则》的制定是在我国GCP的基础上,参考了国际上的有关规定,重点是对伦理审查中的关键环节提出了明确的要求和规定,主要明确了伦理委员会伦理审查的目的,组织管理的要求和条件,伦理审查的程序、方式、内容要点和要求,跟踪审查的形式和要求,以及文件档案的管理要求。《指导原则》共9章52条,分为总则、伦理委员会的组织与管理、伦理委员会的职责要求、伦理审查的申请与受理、伦理委员会的伦理审查、伦理审查的决定与送达、伦理审查后的跟踪审查、伦理委员会审查文件的管理、附则。伦理审查的主要内容、伦理委员会存档的文件目录和术语表以附件的形式列出。

《药物临床试验伦理审查工作指导原则》

第一章 总 则

第一条 为加强药物临床试验伦理审查工作的指导和监督管理,规范伦理委员会对药物临床试验的伦理审查工作,保证药物临床试验符合科学和伦理要求,根据《药物临床试验质量管理规范》(GCP)、世界医学会《赫尔辛基宣言》、国际医学科学组织理事会《涉及人的生物医学研究国际伦理准则》,制定本指导原则。

第二条 伦理委员会对药物临床试验项目的科学性、伦理合理性进行审查,旨在保证受试者尊严、安全和权益,促进药物临床试验科学、健康地发展,增强公众对药物临床试验的信任和支持。

第三条 伦理委员会须在遵守国家宪法、法律、法规和有关规定的前提下,独立开展药物临床试验的伦理审查工作,并接受药品监督管理部门的指导和监督。

第四条 药品监督管理部门需建立对伦理委员会药物临床试验伦理审查工作的检查和评价制度,实施对伦理委员会伦理审查工作的指导和监督管理。

第二章 伦理委员会的组织与管理

第五条 组建伦理委员会应符合国家相关的管理规定。伦理委员会应由多学科背景的人员组成,包括从事医药相关专业人员、非医药专业人员、法律专家,以及独立于研究/试验单位之外的人员,至少5人,且性别均衡。确保伦理委员有资格和经验共同对试验的科学性及伦理合理性进行审阅和评估。伦理委员会的组成和工作不应受任何参与试验者的影响。

第六条 伦理委员会应有书面文件说明伦理委员会的组织构架、主管部门、伦理委员会的职责、成员的资质要求、任职条件和任期、办公室工作职责,建立选择与任命伦理委员会委员与秘书的程序等。

第七条 组建伦理委员会的机构/部门应当向伦理委员会提供必要的支持。设立独立的办公室,具备必要的办公条件,以确保与申请人的沟通及相关文件的保密性。

第八条 伦理委员会委员可以采用招聘、推荐等方式产生。伦理委员会设主任委员一名,副主任委员若干名,由伦理委员会委员选举产生。

第九条 伦理委员会委员应同意公开其姓名、职业和隶属关系,签署有关审查项目、受试者信息和相关事宜的保密协议,签署利益冲突声明。

第十条 伦理委员会可以聘请独立顾问或委任常任独立顾问。独立顾问应伦理委员会的邀请,就试验方案中的一些问题向伦理委员会提供咨询意见,但独立顾问不具有伦理审查表决权。独立顾问可以是伦理或法律方面的、特定疾病或方法学的专家,或者是特殊疾病人群、特定地区人群/族群或其他特定利益团体的代表。

第十一条 伦理委员会应针对新委员和委员的继续教育建立培训机制,组织GCP等相关法律法规、药物临床试验伦理审查技术以及伦理委员会标准操作规程的培训。

第十二条 伦理委员会应制定标准操作规程和制度,以确保伦理审查工作的规范性与一致性。内容至少包括以下几个方面:

(一)标准操作规程与伦理审查申请指南的制定;

(二)伦理委员会的组织与管理:伦理委员会的组建,伦理审查的保密措施,利益冲突的管理,委员与工作人员的培训,独立顾问的选聘;

(三)伦理审查的方式:会议审查与紧急会议审查,快速审查;

(四)伦理审查的流程:审查申请的受理与处理,初始审查,跟踪审查,审查决定的传达;

(五)会议管理:会议准备,会议程序,会议记录;

(六)文件与档案管理:建档,保存,查阅与复印。

第三章 伦理委员会的职责要求

第十三条 伦理委员会应根据伦理审查工作的需要不断完善组织管理和制度建设,履行保护受试者的安全和权益的职责。

第十四条 伦理委员会应当对申请人提交的药物临床试验项目的伦理问题进行独立、公正、公平和及时的审查。伦理委员会除对本机构所承担实施的所有药物临床试验项目进行审查监督外,也可对其他机构委托的临床试验项目进行审查。

第十五条 伦理委员会对药物临床试验进行审查监督可以行使如下权力:

(一)批准/不批准一项药物临床试验;

(二)对批准的临床试验进行跟踪审查;

(三)终止或暂停已经批准的临床试验。

第十六条 伦理委员会成立后应及时向国家食品药品监督管理局和所在地省级食品药品监督管理部门备案。备案时应提交如下资料:伦理委员会主任委员和委员名单(附简历)、伦理委员会章程、伦理委员会相关工作程序和制度。

第十七条 伦理委员会应向国家食品药品监督管理局和所在地省级食品药品监督管理部门报告年度伦理审查工作情况。

第四章 伦理审查的申请与受理

第十八条 伦理委员会应为伦理审查申请人提供涉及伦理审查事项的咨询服务,提供审查申请所需要的申请表格、知情同意书及其他文件的范本;伦理委员会应就受理伦理审查申请的相关事宜作出明确规定。

(一)应明确提交伦理审查必需的文件目录和审查所需的文件份数;

（二）应明确受理审查申请的基本要求、形式、标准、时限和程序；

（三）应明确提交和受理更改申请、补充申请的基本要求、时限、程序、文件资料的条件与要求等。

第十九条 伦理委员会在收到伦理审查申请人的申请后，对于提交的审查文件资料不齐全或不符合规定要求的，应当一次性告知伦理审查申请人需要补正的内容。

伦理委员会受理伦理审查申请后应告知申请人召开伦理审查会议的预期时间。

第二十条 伦理审查申请人须按伦理委员会的规定和要求向伦理委员会提交伦理审查申请。提交伦理审查申请的文件，包括（但不限于下述文件内容）：

（一）伦理审查申请表（签名并注明日期）；

（二）临床试验方案（注明版本号和日期）；

（三）知情同意书（注明版本号和日期）；

（四）招募受试者的相关材料；

（五）病例报告表；

（六）研究者手册；

（七）主要研究者履历；

（八）国家食品药品监督管理局《药物临床试验批件》；

（九）其他伦理委员会对申请研究项目的重要决定的说明，应提供以前否定结论的理由；

（十）试验药物的合格检验报告。

第二十一条 伦理委员会决定受理项目的审查方式,选择主审委员,必要时聘请独立顾问。

第五章 伦理委员会的伦理审查

第二十二条 伦理委员会应规定召开审查会议所需的法定到会人数。最少到会委员人数应超过半数成员,并不少于五人。到会委员应包括医药专业、非医药专业,独立于研究/试验单位之外的人员、不同性别的人员。

第二十三条 主任委员(或被授权者)主持伦理委员会会议。必要时可邀请独立顾问参会提供咨询意见;主要研究者/申办方可参加会议阐述方案或就特定问题作详细说明。伦理委员会秘书应归纳会议讨论内容和审查决定,形成会议记录。会议记录应有批准程序。

第二十四条 伦理委员会可建立"主审制":伦理委员会根据专业相关以及伦理问题相关的原则,可以为每个项目指定一至两名主审委员。

第二十五条 伦理委员会审查以会议审查为主要审查方式。有下列情形之一的,可实施快速审查:

(一)对伦理委员会已批准的临床试验方案的较小修正,不影响试验的风险收益比;

(二)尚未纳入受试者,或已完成干预措施的试验项目的年度/定期跟踪审查;

(三)预期的严重不良事件审查。

第二十六条 快速审查由一至两名委员负责。快速审查同意的试验项目应在下一次伦理委员会会议上通报。有下列情形之一的,快速审查项目应转入会议审查:

(一)审查为否定性意见;

(二)两名委员的意见不一致;

(三)委员提出需要会议审查。

第二十七条 研究过程中出现重大或严重问题,危及受试者安全时,伦理委员会应召开紧急会议进行审查,必要时应采取相应措施,保护受试者的安全与权益。

第二十八条 伦理审查的主要内容(附1):

(一)研究方案的设计与实施;

(二)试验的风险与受益;

(三)受试者的招募;

(四)知情同意书告知的信息;

(五)知情同意的过程;

(六)受试者的医疗和保护;

(七)隐私和保密;

(八)涉及弱势群体的研究。

第二十九条 为保证伦理审查和审查会议的质量,伦理委员会应对伦理审查质量进行管理和控制,伦理审查会议应按规定的程序和议程进行,应对审查文件进行充分讨论,确保委员对讨论的问题能充分发表各自的不同意见。

第三十条 伦理审查会议应特别关注试验的科学性、安全性、公平性、受试者保护、知情同意文书及知情同意过程、利益冲突等问题。

第三十一条 多中心临床试验的伦理审查应以审查的一致性和及时性为基本原则。多中心临床试验可建立协作审查的工作程序:

(一)组长单位伦理委员会负责审查试验方案的科学性和伦理合理性。

(二)各参加单位伦理委员会在接受组长单位伦理委员会的审查意见的前提下,负责审查该项试验在本机构的可行性,包括机构研究者的资格、经验与是否有充分的时间参加临床试验,人员配备与设备条件。参加单位伦理委员会有权批准或不批准在其机构进行的研究。

(三)参加单位伦理委员会审查认为必须作出的修改方案的建议,应形成书面文件并通报给申办方或负责整个试验计划的试验机构,供其考虑和形成一致意见,以确保各中心遵循同一试验方案。

(四)各中心的伦理委员会应对本机构的临床试验实施情况进行跟踪审查。发生严重不良事件,所在机构的伦理委员会应负责及时审查,并将审查意见通报申办方。基于对受试者的安全考虑,各中心的伦理委员会均有权中止试验在其机构继续进行。

(五)组长单位对临床试验的跟踪审查意见应及时让各参加单位备案。

第六章 伦理审查的决定与送达

第三十二条 伦理审查会议以投票表决的方式作出决定,以超过到会委员半数意见作为伦理委员会审查决定。

第三十三条 伦理委员会在作审查决定时,应符合以下条件:

(一)申请文件齐全;

(二)到会委员符合法定人数的规定;

(三)遵循审查程序,对审查要点进行全面审查和充分讨论;

(四)讨论和投票时,申请人和存在利益冲突的委员离场;

(五)未参加审查会议的委员不得由其他委员代替投票。

第三十四条 批准临床试验项目必须至少符合以下标准:

(一)对预期的试验风险采取了相应的风险控制管理措施;

(二)受试者的风险相对于预期受益来说是合理的;

(三)受试者的选择是公平和公正的;

(四)知情同意书告知信息充分,获取知情同意过程符合规定;

(五)如有需要,试验方案应有充分的数据与安全监察计划,以保证受试者的安全;

(六)保护受试者的隐私和保证数据的保密性;

（七）涉及弱势群体的研究,具有相应的特殊保护措施。

第三十五条 伦理委员会的审查意见有以下几种情形：

（一）同意；

（二）作必要的修正后同意；

（三）作必要的修正后重审；

（四）不同意；

（五）终止或暂停已经批准的临床试验。

第三十六条 伦理委员会秘书应在会后及时整理会议记录,并根据会议记录和审查结论形成书面的伦理审查意见/批件。伦理审查意见/批件应有主任委员（或被授权者）签名,伦理委员会盖章。伦理审查意见/批件的信息包括：

（一）基本信息

1. 试验项目信息：项目名称、申办方、审查意见/批件号；

2. 临床试验机构和研究者；

3. 会议信息：会议时间、地点、审查类别、审查的文件,其中临床试验方案与知情同意书均应注明版本号/日期；

4. 伦理审查批件/意见的签发日期；

5. 伦理委员会联系人和联系方式。

（二）审查意见和决定

1. 审查决定为"同意"时,同时告知伦理委员会实施跟踪审查的要求；

2. 审查决定为"作必要修正后同意"和"作必要修正后重审"时,详细说明修正意见,并告知再次提交方案的要求和流程；

3. 审查决定为"不同意"和"终止或暂停已经批准的临床试验"时，必须充分说明理由，并告知申请人可就有关事项作出解释或提出申诉。

第三十七条 伦理审查意见/批件经伦理委员会主任委员（或授权者）审核签字后，应及时传达给申请人。

第七章 伦理审查后的跟踪审查

第三十八条 伦理委员会应对所有批准的临床试验进行跟踪审查，直至试验结束。

第三十九条 修正案审查是指对试验过程中试验方案的任何修改的审查。试验过程中对试验方案的任何修改均应提交伦理委员会审查批准后方可实施。伦理委员会应要求申办方和/或研究者就修正案审查提交相关信息，包括（但不限于）：

（一）修改的内容及修改原因；

（二）修改方案对预期风险和受益的影响；

（三）修改方案对受试者权益与安全的影响。

伦理委员会主要针对方案修改后的试验风险和受益进行评估，作出审查意见。为了避免对受试者造成紧急伤害而修改方案，研究者可以在提交伦理委员会审查批准前实施，事后及时向伦理委员会作书面报告。

第四十条 年度/定期跟踪审查。伦理委员会初始审查时应根据试验的风险程度,决定年度/定期跟踪审查的频率,至少每年一次。伦理委员会应要求研究者按时提交报告,年度/定期跟踪审查报告信息包括(但不限于):

(一)试验的进展;

(二)受试者纳入例数,完成例数,退出例数等;

(三)确认严重不良事件及时上报,妥善处理;

(四)可能影响研究风险收益的任何事件或新信息。

伦理委员会在审查研究进展情况后,再次评估试验的风险与受益。

第四十一条 严重不良事件的审查是指对申办方和/或研究者报告的严重不良事件的审查,包括严重不良事件的程度与范围,对试验风险受益的影响,以及受试者的医疗保护措施。

第四十二条 不依从/违背方案的审查是指对临床试验进行中发生的不依从/违背方案事件的审查。伦理委员会应要求申办方和/或研究者就事件的原因、影响及处理措施予以说明,审查该事件是否影响受试者的安全和权益、是否影响试验的风险受益。

第四十三条 提前终止试验的审查是指对申办方和/或研究者提前终止试验的审查。伦理委员会应要求申办方和/或研究者报告提前终止试验的原因,以及对受试者的后续处理,审查受试者的安全和权益是否得到保证。

第四十四条 结题审查是指对临床试验结题报告的审

查。伦理委员会应要求申办方和/或研究者报告试验的完成情况,审查受试者安全和权益的保护。

第四十五条 跟踪审查的决定及其理由应及时传达给申请人。

第八章 伦理委员会审查文件的管理

第四十六条 伦理委员会应有独立的档案文件管理系统。伦理委员会建档存档的文件包括管理文件和项目审查文件。

第四十七条 伦理委员会管理文件包括(但不限于):

(一)伦理委员会的工作制度、岗位职责、标准操作规程和伦理审查申请指南;

(二)伦理委员会的委员任命文件,委员的履历与培训记录,以及委员签署的保密协议和利益冲突声明;

(三)伦理委员会年度工作计划和总结。

第四十八条 伦理委员会试验项目审查文件包括:

(一)研究者/申办方提交的所有送审材料;

(二)伦理审查工作表、会议签到表、投票单、会议记录、伦理委员会批件/意见和相关沟通信件。

伦理审查文件应妥善保管至临床试验结束后五年,或根据相关要求延长保存期限。存档的文件目录见附2。

第四十九条 伦理委员会应对文件的查阅和复印作出相关规定,以保证文件档案的安全和保密性。

第九章 附 则

第五十条 伦理委员会之间可建立信息交流与工作合作机制,以促进伦理审查能力的提高。

第五十一条 本指导原则施行前已经成立的伦理委员会,应当自本指导原则实施之日起一年内参照本指导原则的有关要求完善组织管理与制度建设并向国家食品药品监督管理局和所在地省级食品药品监督管理部门备案。

第五十二条 本指导原则自发布之日起施行。

附1 伦理审查的主要内容

1 试验方案的设计与实施

1.1 试验符合公认的科学原理,基于文献以及充分的实验室研究和动物实验。

1.2 与试验目的有关的试验设计和对照组设置的合理性。

1.3 受试者提前退出试验的标准,暂停或终止试验的标准。

1.4 试验实施过程中的监察和稽查计划,包括必要时成立独立的数据与安全监察委员会。

1.5 研究者的资格与经验,并有充分的时间开展临床试验,人员配备及设备条件等符合试验要求。

1.6 临床试验结果报告和发表的方式。

2 试验的风险与受益

2.1 试验风险的性质、程度与发生概率的评估。

2.2 风险在可能的范围内最小化。

2.3 预期受益的评估：受试者的受益和社会的受益。

2.4 试验风险与受益的合理性：①对受试者有直接受益前景的试验，预期受益与风险应至少与目前可获得的替代治疗的受益与风险相当。试验风险相对于受试者预期的受益而言必须是合理的。②对受试者没有直接受益前景的试验，风险相对于社会预期收益而言必须是合理的。

3 受试者的招募

3.1 受试者的人群特征（包括性别、年龄、种族等）。

3.2 试验的受益和风险在目标疾病人群中公平和公正分配。

3.3 拟采取的招募方式和方法。

3.4 向受试者或其代表告知有关试验信息的方式。

3.5 受试者的纳入与排除标准。

4 知情同意书告知的信息

4.1 试验目的、应遵循的试验步骤（包括所有侵入性操作）、试验期限。

4.2 预期的受试者的风险和不便。

4.3 预期的受益。当受试者没有直接受益时，应告知受试者。

4.4 受试者可获得的备选治疗，以及备选治疗重要的潜在风险和受益。

4.5 受试者参加试验是否获得报酬。

4.6 受试者参加试验是否需要承担费用。

4.7 能识别受试者身份的有关记录的保密程度,并说明必要时,试验项目申办方、伦理委员会、政府管理部门按规定可以查阅参加试验的受试者资料。

4.8 如发生与试验相关的损害时,受试者可以获得的治疗和相应的补偿。

4.9 说明参加试验是自愿的,可以拒绝参加或有权在试验的任何阶段随时退出试验而不会遭到歧视或报复,其医疗待遇与权益不会受到影响。

4.10 当存在有关试验和受试者权利的问题,以及发生试验相关伤害时,有联系人及联系方式。

5 知情同意的过程

5.1 知情同意应符合完全告知、充分理解、自主选择的原则。

5.2 知情同意的表述应通俗易懂,适合该受试者群体理解的水平。

5.3 对如何获得知情同意有详细的描述,包括明确由谁负责获取知情同意,以及签署知情同意书的规定。

5.4 计划纳入不能表达知情同意者作为受试者时,理由充分正当,对如何获得知情同意或授权同意有详细说明。

5.5 在研究过程中听取并答复受试者或其代表的疑问和意见的规定。

6 受试者的医疗和保护

6.1 研究人员资格和经验与试验的要求相适应。

6.2 因试验目的而不给予标准治疗的理由。

6.3 在试验过程中和试验结束后,为受试者提供的医疗保障。

6.4 为受试者提供适当的医疗监测、心理与社会支持。

6.5 受试者自愿退出试验时拟采取的措施。

6.6 延长使用、紧急使用或出于同情而提供试验用药的标准。

6.7 试验结束后,是否继续向受试者提供试验用药的说明。

6.8 受试者需要支付的费用说明。

6.9 提供受试者的补偿(包括现金、服务和/或礼物)。

6.10 由于参加试验造成受试者的损害/残疾/死亡时提供的补偿或治疗。

6.11 保险和损害赔偿。

7 隐私和保密

7.1 可以查阅受试者个人信息(包括病历记录、生物学标本)人员的规定。

7.2 确保受试者个人信息保密和安全的措施。

8 涉及弱势群体的试验

8.1 唯有以该弱势人群作为受试者,试验才能很好地进行。

8.2 试验针对该弱势群体特有的疾病或健康问题。

8.3 当试验对弱势群体受试者不提供直接受益可能,试验风险一般不得大于最小风险,除非伦理委员会同意风险程度可略有增加。

8.4 当受试者不能给予充分知情同意时,要获得其法定代理人的知情同意,如有可能还应同时获得受试者本人的同意。

9 涉及特殊疾病人群、特定地区人群/族群的试验

9.1 该试验对特殊疾病人群、特定地区人群/族群造成的影响。

9.2 外界因素对个人知情同意的影响。

9.3 试验过程中,计划向该人群进行咨询。

9.4 该试验有利于当地的发展,如加强当地的医疗保健服务,提升研究能力,以及应对公共卫生需求的能力。

附2 伦理委员会存档的文件目录

1 管理文件类

1.1 伦理委员会工作制度与人员职责。

1.2 伦理委员会委员专业履历、任命文件。

1.3 伦理委员会委员的培训文件。

1.4 伦理审查申请指南。

1.5 伦理委员会标准操作规程。

1.6 临床试验主要伦理问题审查的技术指南。

1.7 经费管理文件与记录。

1.8 年度工作计划与工作总结。

2 项目审查文件类

2.1 申请人提交的审查材料。

2.2 受理通知书。

2.3 伦理委员会审查工作表格。

2.4 伦理委员会会议议程。

2.5 伦理委员会会议签到表。

2.6 伦理委员会的投票单。

2.7 伦理委员会的会议记录。

2.8 伦理审查意见/伦理审查批件。

2.9 伦理审查申请人责任声明。

2.10 伦理委员会与申请人或其他有关人员就申请、审查和跟踪审查问题的往来信件。

2.11 跟踪审查的相关文件。

术语表

特殊疾病人群、特定地区人群/族群(community):具有某种共同特点的人群,该特点可以是相同/相近的区域,或是相同的价值观,或是共同的利益,或是患有同样的疾病。

保密性(confidentiality):防止将涉及所有权的信息或个人身份信息透露给无权知晓者。

利益冲突(conflict of interest):伦理委员会委员因与所

审查的试验项目之间存在相关利益,因而影响他/她从保护受试者的角度出发,对试验作出公正独立的审查。利益冲突的产生常见于伦理委员会委员与审查项目之间存在经济上、物质上、机构以及社会关系方面的利益关系。

数据安全监察委员会(Data and Safety Monitoring Board):由申办方负责建立的一个独立的数据安全监察委员会,其职责是定期评估试验进展,分析安全性数据以及重要的效应指标,并向申办方提出试验继续进行、进行修正或提前终止的建议。

伦理委员会(Ethics Committee, Institutional Review Board):由医学专业人员、法律专家及非医务人员组成的独立组织,其职责为核查临床试验方案及附件是否合乎道德,并为之提供公众保证,确保受试者的安全、健康和权益受到保护。该委员会的组成和一切活动不应受临床试验组织和实施者的干扰或影响。

知情同意(informed consent):指向受试者告知一项试验的各方面情况后,受试者自愿确认其同意参加该项临床试验的过程,须以签名和注明日期的知情同意书作为文件证明。

知情同意书(informed consent form):是每位受试者表示自愿参加某一试验的文件证明。研究者需向受试者说明试验性质、试验目的、可能的受益和风险、可供选用的其他治疗方法,以及符合《赫尔辛基宣言》规定的受试者的权利和义务等,使受试者充分了解后表达其同意。

最小风险(minimal risk):指试验中预期风险的可能性和程度不大于日常生活、进行常规体格检查或心理测试的风险。

多中心临床试验(multicentre trial):遵循同一方案,在多个试验中心分别由多名研究者负责实施完成的临床试验。

不依从/违背方案(non-compliance/violation):指对伦理委员会批准试验方案的所有偏离,并且这种偏离没有获得伦理委员会的事先批准,或者不依从/违背人体受试者保护规定和伦理委员会要求的情况。

修正案(protocol amendment):对试验方案,以及有关试验组织实施的其他文件及信息的书面修改或澄清。

法定到会人数(quorum):为对某项试验进行审查和决定而规定的必须参加会议的伦理委员会委员人数和资格要求,即有效会议应出席的委员人数和资格要求。

受试者(research participant):参加生物医学研究的个人,可以作为试验组、对照组或观察组,包括健康志愿者,或是与试验目标人群无直接相关性的自愿参加者,或是来自试验用药所针对的患病人群。

标准操作规程(standard operating procedure, SOP):为确保实施的一致性从而达到特定目的而制定的详细的书面操作说明。

严重不良事件(serious adverse event):临床试验过程中发生需住院治疗、延长住院时间、伤残、影响工作能力、危及生命或死亡、导致先天畸形等事件。

非预期不良事件(unexpected adverse event):不良事件的性质、严重程度或频度,不同于先前方案或其他相关资料(如研究者手册、药品说明)所描述的预期风险。

弱势群体(vulnerable persons):相对地(或绝对地)没有能力维护自身利益的人,通常是指那些能力或自由受到限制而无法给予同意或拒绝同意的人,包括儿童,或因为精神障碍而不能给予知情同意的人等。

2014年9月5日发布

序号		检查项目	检查方法	检查结果（是/否）
机构部分（A1—7）				
	A1	申请承担药物临床试验的医疗机构		
1	A1.1**	医疗机构具有急危重症诊疗的设施设备、技术梯队与处置能力	现场检查与考核	
2	A1.2*	医疗机构至少有3个省级临床重点专科或其医疗技术水平与质量处于本地区前列	查批准文件	
3	A1.3*	承担过与申报专业相关的至少3项省部级及以上临床科研项目	查项目批准书	
4	A1.4*	医疗机构已建立完善的医疗信息管理系统	现场抽取病历	
5	A1.5*	成立药学部，药学人员占医务人员比例不小于8%，其中临床药师不少于5名	查批准文件	
	A2	药物临床试验组织管理架构、人员及设施		
6	A2.1**	有清晰的组织架构，机构设有机构负责人、机构办公室主任、机构办公室秘书、质量管理员、资料管理员、药品管理员	查机构组织架构图和任命文件、运行管理制度、机构管理人员职责等书面文件	

序号		检查项目	检查方法	检查结果（是/否）
7	A2.2	机构工作人员签署了利益冲突声明，签署有关审查项目、受试者信息和相关事宜的保密协定	查相关利益冲突声明及保密协定	
8	A2.3*	机构负责人具有医药学专业本科以上学历及医药学专业高级职称，经过药物临床试验技术、GCP及相关法规的院外培训并获得相应证书	查机构负责人履历及相关证书、培训记录	
9	A2.4*	机构负责人熟悉药物临床试验运行管理全过程，熟悉机构药物临床试验管理中承担的职责和要求	现场面谈	
10	A2.5	机构负责人负责批准管理制度与标准操作规程；负责项目的立项审核；了解研究工作的进展；审批总结报告	现场面谈	
11	A2.6**	机构负责人负责配备所需的机构管理人员、必要的办公场所及设备设施	现场检查	
12	A2.7*	现场考核机构负责人，成绩合格	现场考核	
13	A2.8*	机构办公室主任具有医药学专业本科以上学历及中级及以上职称，经过药物临床试验技术和GCP相关法规的院外培训并获得相应证书	查机构办公室主任履历及相关证书、培训记录	
14	A2.9*	机构办公室主任熟悉药物临床试验运行管理全过程，掌握相应管理制度、标准操作规程及人员职责；熟悉机构药物临床试验管理中承担的职责和要求	面谈其对自身角色的定位及管理意识	

续表

序号		检查项目	检查方法	检查结果（是/否）
15	A2.10	机构办公室主任负责组织人员培训,制订培训计划;组织制订、修订、废弃管理制度与标准操作规程;负责机构质量管理计划的制订	现场面谈	
16	A2.11*	机构办公室主任审核是否承接试验项目并审查试验合同;掌握各项药物临床试验项目的进展;审查总结报告	现场面谈	
17	A2.12*	现场考核机构办公室主任,成绩合格	现场考核其对机构相应管理制度与标准操作规程、人员职责及GCP相关知识的掌握程度	
18	A2.13*	机构办公室秘书具有医药学等相关专业本科以上学历,经过药物临床试验技术和GCP相关法规的院外培训并获得相应证书	查机构办公室秘书履历及相关证书、培训记录	
19	A2.14	机构办公室秘书熟练掌握药物临床试验管理相应的岗位职责和要求;熟悉药物临床试验的管理流程	现场面谈	
20	A2.15	机构办公室秘书负责立项资料的收集与形式审查,建立和维护项目管理文档;负责机构办公室文件资料的管理	现场检查、面谈	

续表

序号		检查项目	检查方法	检查结果（是/否）
21	A2.16*	现场考核机构办公室秘书,成绩合格	现场考核其对机构相应管理制度、标准操作规程、人员职责及GCP相关知识的掌握程度	
22	A2.17	建立药物临床试验管理信息公开机制,通过网站公开联系方式、工作程序等	查医疗机构网站	
23	A2.18	有专用办公室;配置有办公桌/工位、传真机、直拨电话、联网计算机、打印机、复印设备、碎纸机等办公设施设备	现场检查机构办公室设施设备	
	A3	质量管理		
24	A3.1	制定有药物临床试验质量管理制度、标准操作规程、质量检查表等,确保可操作性	查质量管理制度、标准操作规程、质量检查表	
25	A3.2*	任命有机构质量管理员	查组织架构图和组织任命文件	
26	A3.3*	质量管理员具有医药学等相关专业本科以上学历,经过药物临床试验技术和GCP相关法规的院外培训并获得相应证书	查质量管理员履历及相关证书、培训记录	

续表

序号		检查项目	检查方法	检查结果 （是/否）
27	A3.4	质量管理员掌握质量管理制度及标准操作规程;熟悉药物临床试验全过程和相应质量管理	现场考核其对质量管理制度、标准操作规程的掌握程度	
	A4	资料档案管理		
28	A4.1	制定有药物临床试验资料档案管理制度与标准操作规程	查资料档案管理文件	
29	A4.2	任命有资料管理员,经过GCP相关法规的培训,熟练掌握资料档案管理制度及标准操作规程,熟悉资料档案的管理要求	现场考核	
30	A4.3	建有符合GCP要求的项目资料归档目录,资料归档有记录;有资料档案借阅记录	现场检查	
31	A4.4*	有专用的资料档案室,档案室面积和资料柜数量与申报的专业数量相匹配	现场检查	
32	A4.5	资料档案室有防火、防潮、防盗、防虫等安全措施	现场检查	
	A5	试验药物的管理		
33	A5.1	制定有试验药物管理制度及标准操作规程,标准操作规程应覆盖药物接收、保存、分发、回收、返还或销毁等各环节	查文件体系	

续表

序号		检查项目	检查方法	检查结果（是/否）
34	A5.2*	任命药品管理员,具有药师及以上职称,经过GCP相关法规的培训,掌握试验药物管理标准操作规程,熟悉药物储存管理要求	查药品管理员履历及相关证书、培训记录,现场考核	
35	A5.3*	具有专用的试验药房,储存条件能够满足试验药物的保存需要,有相应的温湿度监控与记录	现场检查	
36	A5.4	试验药房有防火、防潮、防盗等安全措施	现场检查	
	A6	临床试验相关辅助科室及实验室		
37	A6.1*	有与申报专业相适应的检测、检验和诊断等仪器设备	查现场	
38	A6.2	有相关仪器设备使用、保养、校正、维修标准操作规程	查相关标准操作规程	
39	A6.3	有相关仪器设备使用、保养、校正、维修记录	查相关记录	
40	A6.4	检测、诊断数据及结果准确、可靠,有质量保证	查卫生行政部门开具的室间质量评价合格证等相关证明性文件	
41	A6.5	辅助科室相关人员经过GCP及相关培训	查培训记录及现场考核	
	A7	文件体系		
	A7.1	管理制度:机构应建立覆盖药物临床试验全过程的管理制度,应包括(但不限于)以下管理制度		

续表

序号		检查项目	检查方法	检查结果（是/否）
42	A7.1.1*	药物临床试验运行管理制度	查相关管理制度	
43	A7.1.2	设备管理制度	查相关管理制度	
44	A7.1.3	人员培训制度	查相关管理制度	
45	A7.1.4	合同管理制度	查相关管理制度	
46	A7.1.5	经费管理制度	查相关管理制度	
47	A7.1.6*	药物临床试验质量管理制度	查相关管理制度	
48	A7.1.7	药物临床试验资料档案管理制度	查相关管理制度	
49	A7.1.8*	药物临床试验药物管理制度	查相关管理制度	
50	A7.1.9	机构各级管理人员工作职责	查相关管理制度	
	A7.2	标准操作规程(SOP)：机构应建立覆盖药物临床试验全过程的标准操作规程,应包括(但不限于)以下标准操作规程		
51	A7.2.1*	制定标准操作规程的标准操作规程	查相关标准操作规程	
52	A7.2.2	项目运行标准操作规程	查相关标准操作规程	
53	A7.2.3*	药物临床试验质量管理标准操作规程	查相关标准操作规程	

续表

序号		检查项目	检查方法	检查结果（是/否）
54	A7.2.4	药物临床试验资料档案管理标准操作规程	查相关标准操作规程	
55	A7.2.5*	药物临床试验药物管理标准操作规程	查相关标准操作规程	
56	A7.2.6**	不良事件及严重不良事件处理的标准操作规程	查相关标准操作规程	
57	A7.2.7	严重不良事件报告标准操作规程	查相关标准操作规程	
58	A7.2.8	实验室检测及质量控制标准操作规程	查相关标准操作规程	
59	A7.2.9*	受试者知情同意标准操作规程	查相关标准操作规程	
60	A7.2.10	试验数据记录标准操作规程	查相关标准操作规程	

伦理委员会部分（B1—4）

序号		检查项目	检查方法	检查结果
	B1	组织和管理		
61	B1.1*	成立独立的伦理委员会，其工作不应受任何组织和个人的影响	查书面文件	
62	B1.2**	伦理委员会人员组成符合法规要求，包括医药相关专业人员、非医药专业人员、法律专家，不同性别的人员以及独立于研究/试验单位之外的人员；至少5人，同一委员不得计为不同类别；每类委员不少于2名（可设置候补委员）	查书面文件	
63	B1.3*	机构管理人员不得兼任伦理委员主任委员或副主任委员	现场检查	

117

续表

序号		检查项目	检查方法	检查结果（是/否）
64	B1.4*	伦理委员会配备有秘书，经过GCP和伦理委员会标准操作规程的培训	现场考核	
65	B1.5	委员均经过GCP、伦理委员会标准操作规程和药物临床试验伦理审查技术培训	现场考核	
66	B1.6	伦理委员会委员签署了利益冲突声明，签署有关审查项目、受试者信息和相关事宜的保密协议	查书面文件	
67	B1.7	伦理委员会应通过官方网站向社会公开委员会的联系方式及成员名单、职业、单位，公开伦理委员会章程与工作程序	查医疗机构网站	
68	B1.8	伦理委员会设立独立的办公室，具备必要的办公条件	查现场	
	B2	工作章程和标准操作规程，应包括（但不限于）以下标准操作规程		
69	B2.1*	伦理委员会工作章程	查书面文件	
70	B2.2	伦理委员会委员产生、更替的标准操作规程	查书面文件	
71	B2.3	试验项目伦理审查申请标准操作规程	查书面文件	
72	B2.4	委员与工作人员培训的标准操作规程	查书面文件	
73	B2.5	独立顾问选聘的标准操作规程	查书面文件	
74	B2.6*	伦理审查的标准操作规程（包括审查方式、会议管理、审查流程及审查结果的送达等）	查书面文件	

序号		检查项目	检查方法	检查结果（是/否）
75	B2.7*	伦理委员会接受试验相关纠纷的投诉与处理的标准操作规程	查书面文件	
76	B2.8	文件与档案管理的标准操作规程（包括建档、保存、查阅与复印）	查书面文件	
	B3	档案管理		
77	B3.1	专人负责伦理委员会档案管理	现场检查	
78	B3.2	有专门的档案储存设施设备,有防火、防盗、防潮、防虫等安全措施	现场检查	
79	B3.3	建有资料归档目录,资料归档有记录	查书面文件	
80	B3.4	档案应妥善保管至临床试验结束后5年,或根据相关要求延长保存期限	查书面文件	
	B4	抽查伦理审查试验项目		
81	B4.1	保存的伦理审查资料完整	查书面文件	
82	B4.2*	有与项目相对应的审查记录、投票记录和审查结果	查书面文件	
83	B4.3*	审查批件内容完整(附审查参加人员名单)	查书面文件	

专业部分(C1—7)

	C1	专业负责人		
84	C1.1*	专业负责人具有医学专业本科以上学历和医学专业高级职称,具有相应行政职务,第一注册地在该医疗机构	查书面文件	
85	C1.2	经过GCP相关法规、药物临床试验技术的院外培训	查书面文件	

续表

序号		检查项目	检查方法	检查结果（是/否）
86	C1.3**	现场考核GCP相关法规、药物临床试验技术,成绩合格	现场考核	
87	C1.4	有权支配参与临床试验所需的人员和设施设备	现场面谈	
88	C1.5	负责组织本专业的研究人员培训	现场面谈	
89	C1.6	负责组织制定与审核本专业的标准操作规程	现场面谈	
	C2	研究人员		
90	C2.1*	具有人员相对固定、数量充足的药物临床试验研究队伍,至少包括3名研究医生和3名其他医务人员	查书面文件	
91	C2.2	研究人员组成合理,符合相应岗位职责要求	查书面文件	
92	C2.3*	研究医生有医学专业本科以上学历,在本医疗机构中具有注册行医资格;具有相关专业知识和能力	查书面文件	
93	C2.4*	研究人员均经过GCP及相关法规、临床试验技术和相关标准操作规程的培训,有培训记录和相应培训档案	查履历及相关证书、培训记录	
94	C2.5*	现场考核研究人员,成绩合格	现场考核	
	C3	专业条件和设施设备		
95	C3.1	具有承担本专业药物临床试验要求的床位数(原则上20张以上)	查试验现场	
96	C3.2	年均出院人次能满足药物临床试验的要求	查相关文件	
97	C3.3	年均门诊人次能够满足药物临床试验的要求	查相关文件	

序号		检查项目	检查方法	检查结果 (是/否)
98	C3.4	病种能够满足药物临床试验的要求	查试验现场	
99	C3.5	具有与开展的药物临床试验相适应的仪器设备,定期校验,保证工作状态保持正常	查试验现场	
100	C3.6**	具有必要的抢救设施设备和急救药品,保证受试者可迅速得到救治或转诊	查试验现场	
101	C3.7	具有适当的受试者接待场所,能够满足知情同意、随访等需要	查试验现场	
	C4	资料管理		
102	C4.1*	具有专用的试验资料保管设施	查试验现场	
103	C4.2	专人对试验资料进行管理	查试验现场	
	C5	试验药物管理		
104	C5.1*	专人负责试验药物领取和管理,熟悉试验药物管理的相关要求	查试验现场	
105	C5.2	具有试验药物储存设施设备并有温湿度监控和记录	查试验现场	
	C6	标准操作规程(结合本专业特色制定必要的标准操作规程,包括但不限于)		
106	C6.1*	不良事件与严重不良事件的处理的标准操作规程	查相关标准操作规程	
107	C6.2*	知情同意的标准操作规程	查相关标准操作规程	
108	C6.3	试验药物领取与使用的标准操作规程	查相关标准操作规程	
	C7	试验项目(药物上市后的临床试验项目)		

续表

序号		检查项目	检查方法	检查结果（是/否）
	C7.1	临床试验前		
109	C7.1.1**	临床试验项目经过伦理委员会批准后实施	查伦理委员会批件及项目启动时间	
110	C7.1.2	研究人员在试验中职责分工明确	查相关记录，现场考核	
	C7.2	试验方案		
111	C7.2.1	试验方案的内容符合GCP第17条要求	查试验方案	
112	C7.2.2*	试验方案的修改获得伦理委员会批准	查试验方案，签署日期	
	C7.3	知情同意		
113	C7.3.1*	知情同意书的内容及知情同意过程符合GCP第14条要求	查知情同意书	
114	C7.3.2*	知情同意书及其修改获得伦理委员会批准	查伦理委员会批准记录	
115	C7.3.3**	受试者或其法定代理人在知情同意书上签字并注明日期	查知情同意书	
116	C7.3.4*	研究者在知情同意书上签字并注明日期	查知情同意书	
117	C7.3.5*	知情同意书修改后及时告知受试者，对尚未完成试验的受试者需要再次取得受试者同意	查知情同意书	
118	C7.3.6*	无行为能力和儿童受试者以及在紧急情况下获得知情同意书符合GCP第15条规定	查相关标准操作规程及记录	
	C7.4	试验实施		

序号		检查项目	检查方法	检查结果（是/否）
119	C7.4.1	研究人员参加项目启动培训,并有培训记录	查培训记录	
120	C7.4.2*	参与试验的研究人员严格遵循临床试验方案和相应标准操作规程	查原始病历及相关文件	
121	C7.4.3**	原始资料和研究资料保存完整	查原始资料	
122	C7.4.4	CRF填写及时、完整、准确,修改规范	查原始病历及CRF	
123	C7.4.5**	CRF数据与原始资料一致	查原始病历及CRF	
124	C7.4.6*	试验用药品的接收、发放、用药、回收、退回或销毁等记录完整,接收、使用、剩余的和退回或销毁的药物数量相互吻合	查试验用药品的接收、发放、用药、回收、退回或销毁等记录	
125	C7.4.7*	不良事件或严重不良事件记录完整并按标准操作规程进行处理或报告	查原始病历和CRF	
	C7.5	总结报告		
126	C7.5.1	临床试验研究报告内容符合GCP第51条的要求	查总结报告	
127	C7.5.2*	筛选、入组例数及严重不良事件例数与总结报告一致	查相关资料	

备注:检查项目中标有"**"项目为关键项目,标有"*"项目为重点项目,其他项目为一般项目。

感谢以下基金项目对本书内容编写和出版的
支持（按拼音字母排序）：

◇上海交通大学医学院附属仁济医院临床科研创新培育
　基金（RJPY-LX-004）
◇上海市宝山区科学技术委员会科技创新专项资金项目
　（2023-E-13）
◇上海市宝山区医学重点学（专）科及特色品牌建设项目
　（BSZK-2023-Z06）
◇上海市卫生健康委员会卫生行业临床研究专项面上项
　目（202040110）